人道的医療 安楽死

ミハエル・デ・リダー 著
MICHAEL DE RIDDER

志摩 洋 訳
SHIMA HIROSHI

最重症患者が、熟慮を重ねた上で人生の幕を閉じると
決めている場合に、わたしがその人を助ける理由

賛成派ドイツ人医師の論考と実践

幻冬舎MC

人道的医療安楽死

最重症患者が、熟慮を重ねた上で
人生の幕を閉じると決めている場合に、
わたしがその人を助ける理由

〜賛成派ドイツ人医師の論考と実践〜

Original title: Wer sterben will, muss sterben dürfen. Warum ich schwer kranken Menschen
helfe, ihr Leben selbstbestimmt zu beenden by Michael de Ridder
© 2021 by Deutsche Verlags-Anstalt,
a division of Penguin Random House Verlagsgruppe GmbH, München, Germany
Published by arrangement through Meike Marx Literary Agency, Japan

わたしの患者さんに捧げる。

わたしは、皆さんの死に参加させていただいた。

皆さんは、避けて通ることができない死と向き合うために、

お手本となって励ましてくれた。

確実なところから始めようとすれば、
結局、疑いに終わるであろう。
しかし、もし疑いから始めるならば、
きっと、確かなものに辿りつくであろう。

フランシス・ベーコン（1561–1626）
安楽死という言葉を初めて用いたとされるイギリス人哲学者

目 次

第1章　序章：ジグムント・フロイトとフランツ・カフカ
　　　　——その病気と苦悩と死 ……………………………………　7

第2章　序文にかえて ——この本を書く動機と正当性 ………………　24

第3章　自死と自死幇助（人道的安楽死）——歴史的論考 …………　37

　付論（1）　死亡幇助のかたち ………………………………………　47

第4章　自己決定 ——対話がなければ未完成 ………………………　56

第5章　共感 ——わたしは君になれるのか? ………………………　66

第6章　人道的医療安楽死は、医師の使命なのか? ………………　80

　付論（2）　自死薬「ナトリウム・ペントバルビタール」：
　　　　　　その使用禁止令 ………………………………………　89

第7章　医療法・医師の職業規範と自死幇助 ………………………　94

第8章　一般市民を対象とした人道的医療安楽死
　　　　アンケート調査 ………………………………………………117

第9章　大いなる判決の瞬間：2019年4月、「刑法217条：
　　　　（業としての自死促進）」に関する口頭審理 ………………120

　付論（3）　いわゆる、断食死について ……………………………130

第10章　ドイツ刑法第217条の興亡：
　　　　ドイツ連邦憲法裁判所の世紀の判断 ……………… 134

第11章　わたし自身の初期体験：
　　　　グレーゾーンにおける医療的死亡幇助 …………… 147

第12章　安楽死で苦しみを減らしたい！
　　　　──医療現場の実践 ……………………………… 160

　付論（4）　筋萎縮性側索硬化症（ALS）……………… 201

第13章　病歴に基づく人道的医療安楽死 ………………… 203

第14章　人道的医療安楽死：反対派の主張と賛成派の回答 … 254

　付論（5）　米国オレゴン州における自死幇助 ………… 282

第15章　「安楽死」熟考 …………………………………… 285

第16章　エピローグ：展望と確信 ……………………… 293

文献 ………………………………………………………… 300

補遺 ………………………………………………………… 309

追加文献 …………………………………………………… 313

第1章
序章：ジグムント・フロイトとフランツ・カフカ
──その病気と苦悩と死

　カフカは、1912年9月23日の日記に『審判』を一晩で書き上げて幸福感に酔いしれていたことを振り返って、「もちろんフロイトのことを考えている」と記している。作家のフランツ・カフカ（1883-1924）と神経学者で精神分析医のジグムント・フロイト（1856-1939）にはもう一つの関係があった。両者は、当時としては因果関係のわからない重い持病を抱えて、長年にわたって苦しみを耐えてきたという運命を共有していた。カフカは肺結核と喉頭結核、フロイトは顎と口蓋の悪性腫瘍に苦しんでいた。彼らの運命に共通していた点は、衰えや痛みを感じながらも作品を創り続ける創造性や粘り強さでもなければ、強烈な自己主張でもなく、病気と死を受け入れて共に生きていく勇気と冷静さであった。また、この二人は「痛みを和らげてほしい」「耐え難い苦しみを終わらせてほしい」といっ願いを持ち続けており、これを叶えてくれる医師が同行して治療してくれた点でもよく似ていた。医師らは、この二人の死に方を助けただけでなく（付論（1）参照）、この二

人の死への旅そのものを助けていたのである。それが、どのようにして実現したのか、カフカとフロイトの死期と最期の時間がどのような状況下で経過したのかについて以下に述べる。

「クロプシュトック君、わたしを殺してくれたまえ、さもなければ、君は人殺しだよ！」

　フランツ・カフカの詩的な作品は、世界文学のなかでも比類がない。カフカが背負った重荷、謎めいた不可解さ、引き裂かれ苦しみ続けた人生、それらは、カフカのすべての小説や物語に反映されている。カフカの友人で伝記作家でもあったマックス・ブロートは、カフカの作品は、人間の生の不完全さや不可解さを、後にも先にも誰にも真似できないようなやり方で、徹底的に究明していると述べている。

　カフカの作品は、彼の個人的な病歴と密接に絡み合っていた。カフカは、その生涯を通じて、自分の心気症的な身体的心理的状態を観察し続けていた。自分の体調のわずかな変化さえも、常に記録していた。手紙や日記には、神経症状（当時は神経衰弱と呼ばれていた）が繰り返し登場しており、やせ細っていて発熱や不眠症や頭痛の発作で苦しんだと記している。

　カフカは、人生の時間を苦行者のように過ごした。体調不

第1章　序章：ジグムント・フロイトとフランツ・カフカ　──その病気と苦悩と死

良だけで苦しんでいたわけではなかった。1916年という早い時期に書かれたメモには「わたしが悟った最初の兆しは死への願望であった。こんな生活は耐え難いし、かといって、別の生活に切り替えることもできなかった。死にたいと思うことも、もはや、恥ずかしいとは考えなくなっていた。古くて嫌な独房から、また嫌になることがわかっている新しい独房に連れていってほしい！　輸送中に偶然、キリストが廊下を通りかかった囚人（わたし）を見て、『この者を二度と閉じ込めてはならない、わたしのところに来させなさい！』と言ってくれるのではないかという淡い信仰だけは、まだわたしのこころに残っています」[1]と記されている。

　カフカの病気の最初の症状は、赤い色の唾液が続いて出たことであった。カフカは、それを無意識のうちに放置していた。そして、その7年後の1924年の夏に、命を落とすことになったのである。1917年8月12日から13日にかけての夜、カフカは、ついに喀血をした。友人の医師ミュールシュタインは、当初は、無害な気管支カタルと診断していた。それ以来、カフカは、正統派の医学やその代表者である医師に対しては、常に批判的になっていた。彼は、ライフスタイルを健康的なスタイルに変えるように指示して滋養強壮剤を処方した。数週間後、カフカは、友人であるマックス・ブロートの強い要請を受けて、肺の専門医であるピック教授の診察を受けた。

9

そして、唾液検査とX線検査の結果から、急速に悪化した肺結核と診断された。ピック教授は、カフカに療養所への入所を勧め、また当時は強壮剤とされていたヒ素の服用も勧めた。しかし、カフカは、教授の勧めを横目に、田舎に住んでいる大好きな姉オットラの家に、3カ月の間移住することにした。

　カフカの病気に対する認識とその対処法は異常であった。そして、病気の深刻さと脅威は、徐々に本来の姿を示し始めたのである。当初、カフカは専門家による治療よりも姉の説明に関心を寄せていた。カフカは、姉の説明に意味を見出して、そこから何らかの前触れを読み取ろうとしており、さらに、自分の病気を過度に道徳的な次元で捉えていた。姉のオットラは、結核のことを、霊的な病気とか最終的敗北と名付けて話していた。また、ブロートとの会話では、婚約者フェリーチェ・バウアー（1917年に別居）に対する罪の意識から来る罰に違いないとも述べている。カフカは文学者仲間の友人フェリックス・ウェルチへの手紙のなかで、自分の病気は授かった病であると語っており、自分は病気によって躾けられているとも書いている[2]。

　1918年の秋、カフカの結核性肺尖部カタルは、かなり落ち着いていたが、その一方で、スペイン風邪が大流行しており、当時は全世界で2千万人以上の犠牲者が出ていた。その後、カフカの病状は、喀血や高熱を伴う重い肺炎へと悪化して、

第1章　序章：ジグムント・フロイトとフランツ・カフカ　――その病気と苦悩と死

数週間ベッドで寝たきりとなり、家族に看病されながら過ごすことになった。有効な薬はなかった。カフカの病状は、一進一退を示していたが、実際には、新たに進行した肺結核は、誰が見ても回復することがないほどの打撃を与えていたのである。

1920年12月、カフカは、ハイ・タトラ山脈の温泉地マトリアリーにある結核療養所を訪れていた。カフカは、そこで、自分と同じユダヤ人で医師を志している年下のローベルト・クロプシュトック（衛生兵）と出会った。彼も、カフカと同様に肺結核を患っていた。二人は、互いに惹かれ合い親密で信頼し合える友情を育んでいった。姉のオットラしか知らなかったような方法で、クロプシュトックはカフカを気遣った。文学への片思いと未練に悩むクロプシュトックは、カフカから父親のような助言と励ましを受けていた。クロプシュトックは、その後、友情を超えてカフカの主治医となり、死ぬまで主治医であり続けた。カフカは、死の数週間前に両親に向けて「クロプシュトック君の傍にいれば、まるで天使の腕のなかにいて救われているように感じている」[3]と書き送っている。

カフカは、マトリアリーの療養所滞在中に深刻な体験をした。喉頭結核と肺結核の重症患者さんを見舞った際に、ショックで気絶しそうになるような、強烈な体験をした。この訪問

11

の数時間後に書かれたブロートへの手紙には「わたしが、ベッドの上で見たことは、処刑よりも、拷問よりも、ずっとひどいものだった。この惨めな生活には、喉頭結核潰瘍の成長を遅らせること以外には何の意味もない！ いずれは、窒息死することになるのだ。発熱や呼吸困難に対する薬を飲んでも、ただ病気を長引かせるだけだ！ 感染していない親族や医師たちは、拷問を受けているような患者を訪問して、氷で熱を冷ましたり慰めたりして、惨めな患者を元気づけるために、まだ燃え上がってはいないにしても、ゆっくりと光を放っている火炙り用の薪の山の上に、文字通り処刑の足場を組んでいるだけなのだ！」[4]と記している。

　この事件で、初めて自分の病気の深刻さとその脅威、そしてこれから起こるかもしれない事態に直面したカフカは、医師になったクロプシュトックに「拷問を長引かせるくらいなら、モルヒネを盛ってくれ！」と約束させることをすっかり忘れたまま、決して治ることのない病気を抱えて、早々と療養所を去っていった。実は、その数日後、例のカフカが見舞った最重症患者は、走行中の列車の客車の間に身を投げて自殺を遂げていたのである。

　1923年、ついに喉頭まで結核に襲われたカフカは、結核サナトリウムでの治療や、遠方の施設に入退院を繰り返した後、同年4月末には、ウィーンのクロスターノイブルク近郊のキー

第1章　序章：ジグムント・フロイトとフランツ・カフカ　──その病気と苦悩と死

ルリングにあった私設のホフマン・サナトリウムに入所した。最後の恋人であったドラ・ディアマントとローベルト・クロプシュトックが一緒に来て、カフカの世話と看病をしていた。カフカは、すでに、食事も飲み物も少量しか摂れなくなっており、飲み込むこともほとんどできなくなり、呼吸も会話も極度の苦痛を伴うので、コミュニケーションは小さな紙片と鉛筆に頼っていた。姉のオットラの強い希望で、ウィーンの「肺病医の王様」と呼ばれていたハインリッヒ・ノイマン教授をはじめとする高名な専門医に、再び相談することになったのであるが、結局のところ、耳鼻咽喉科専門医のベック博士だけが、カフカ博士の病状は「もはや肺結核や喉頭結核の専門医の助けを借りることができない状態であり、痛みを和らげるにはパントポン（訳者注：モルヒネ、コディン、パパヴェリンを含む合剤）かモルヒネしかない！」という真っ当な結論を導き出していたのである[5]。

　カフカは、すでに45キロしかない病弱な体でありながら、あらゆる医療措置に雄々しく耐えた。さらに、短い間隔で、カンフル注射をして、呼吸中枢を刺激し、アルコールを注射して、上喉頭神経を遮断するという外科的な処置も行われたが、その効果は長続きせず、痛みの緩和は、ほとんど得られなかった。

　カフカの生きる意思は、少なくとも部分的には、まだ壊れ

13

てはいなかった。意識は、しっかり保たれており、絶望的な状況にあっても、カフカは、自分で自分を支配して、自己主張をすることを望んでいた。死の直前まで、出版社から送られてきた『飢えた芸術家』の棒組みのゲラ刷りに目を通し、2日に一度、療養所を訪れる名人床屋のレオポルト・グシルマイスターに髭を剃ってもらっていた。カフカは不安の念に苛まれていた。それは、人生の終わりに対する不安ではなく、避けて通れない喉頭蓋の腫脹に対する不安であった。特に、喉頭結核の終末期症状は、まさに窒息死を意味するからである。カフカは、数年前にマトリアリーで身をもって経験した同病者の自殺のことを思い出していた。

　1924年6月3日の朝食の後で、カフカは、自分の人生を終わらせる決心した。カフカは、病気というゆっくりと真綿で首を絞めるような拷問に耐えるよりも、むしろ、苦痛の終わりを待ち望んでいた。いつものカフカは、決してそのようなことはしなかったが、その時のカフカは、看護師を無愛想に部屋から追い出し、体にはりついていた管を激しく引き抜いて投げ捨てた。「今となっては、もうこれ以上苦しむのはごめんだ！ 苦しみを長引かせて、一体何の意味があるのだ！」伝記作家のマックス・ブロートとライナー・シュタッハによれば、カフカは、クロプシュトックに攻撃的なまで必死になって、致死量のモルヒネを要求したそうである。「クロプシュトック

君、君は、いつも、わたしに約束していたよね！ 君は、4年間、いつもわたしを苦しめ続けてきた！ これ以上、もう君と話すことはない！ わたしは、今すぐ死ぬのだ！」クロプシュトックは、カフカに2回、アヘン剤「パントポン」を注射した。その注射の後でも、まだ懐疑的だったカフカは、クロプシュトックに言った。「嘘をつかないでくれ！ 解毒剤を投与したのだろう！ 早く殺してくれ！ さもなければ、君は殺人犯だ！」カフカは、痛みから解放されていたが、それ以上のものを要求した。「こんな程度では何の役にも立たない！」クロプシュトックは、さらにパントポンを投与した。その量は、わたし共にはわからない。1924年6月3日、フランツ・カフカは、41歳の若さでこの世を去った。ローベルト・クロプシュトックは、このようにして、カフカとの約束を果たしたのである[6]。

「シュアーさん、もはや、生きている意味はない！」

　20世紀の精神医学・医学史にとって、医師であり精神分析学の創始者であるジグムント・フロイトのライフワークは他に類を見ない価値を持っている。フロイトは、1938年以来ロンドンに亡命していたユダヤ人である。フロイトの業績は老齢になっても尽きることがない研究への意欲と、ほとんど熱病のような創造的エネルギーが結実したものである。フロイ

トが、生涯のほとんどにわたって、複数の病気と格闘していたことを考えれば、このことは、なおさら驚くべきことであり、賞賛に値する。また、フロイトは、喫煙に耽っていた。何度も禁煙を試みたが、結局、不可欠な刺激物であるタバコを、死ぬまで手放すことができなかった。主治医のマックス・シュアーによると、フロイトは、38歳（1894年）頃から、不特定の胃腸不調、度重なる失神発作、狭心症発作、頻脈、息切れに悩まされるようになっていた。このことについては、フロイトの友人で、後に伝記作家となるアーネスト・ジョーンズが、フロイトのタバコ不耐症と顕著な精神神経症がその原因であったと述べている。シュアーは本心では、フロイトが経験したと思われる冠状動脈血栓症（心筋梗塞）や感染性心筋炎などの器質的な病変の方が、より有力な原因であると考えていたようである[7]。

1917年には、フロイトは、すでに、喉頭蓋に厄介な病変があることに気づいていた。ウィーンの喉頭障害専門医マルクス・ハエック教授がフロイトの口蓋のしこりを診断したが、それが「がん」であることが判明したのは、1923年フロイト66歳の時であった。最初の外来手術は、多量の後出血のために命を落としかねないほど劇的なものであったらしい。

1939年に亡くなるまでの数年間は、フロイトの人生にとっては、圧迫感と苦悩に満ちたオデュッセイア（訳者注：オデュッ

セイアは、ギリシャの詩人ホメロスの英雄的叙事詩。主人公オデュッセウスのギリシャ軍のトロイ攻略後の波乱に満ちた帰国物語、24巻）のようであった。1923年から1939年までの16年間に、フロイトは、33回の手術を耐え忍んでそれらを克服していた。そのうちのいくつかは局所麻酔で行われ、さらに、ラジウムの挿入、エックス線照射、電気的外科処置が施されており、その結果として、骨に欠陥が生じたために、何度も痛みを伴う補綴物の調整が必要であった。口腔域と鼻腔域を隔てる補綴物を入れることで、何とか会話や嚥下に耐えられるようになっていたのである。これらの手術は、最終的には、すべて右側聾<ruby>聾<rt>ろう</rt></ruby>につながる可能性があったので、ウィーンの経験豊かな口腔外科医ピヒラー教授が、その治療に当たった。ピヒラー教授は、カフカの治療も行ったことがあり、フロイトは、彼に大きな信頼を置いていた。エルンスト・ジョーンズの報告によれば、ピヒラー教授は、ほとんど常に手の届くところにいてくれたそうである[8]。

　フロイトの著作や書簡が示しているように、彼自身の病気に対する態度は、前向きと後ろ向きの二つの顔を持つ双面神ヤヌス顔負けであった。一方では、それを直視する勇気があり、感傷的でなく、科学的医学を信頼しており、他方では、有機的なもの、すべての有限性とその崩壊と死が、フロイトの愛する古い「がん」という言葉のなかに、冷静に浮かび上

がることを許す運命論に身を委ねていたのである[9]。

　初期のフロイトの論文や手紙には、自分が人生の終わりになって創造的な力を失うことになるのであれば、もはや苦しむことを望まないという言葉や、同様のヒントが数多く見られる。1885年、フロイトは妻のマーサに対して「人間は、生きていることだけを願っているのならとても惨めだ！」[10]と記している。フロイトは、発症する13年前の1910年、すでに精神分析学の先駆者の一人であったオスカー・プフィスターに宛てた手紙で「だから、既婚者らしく運命に身を任せながら、密かにお願いしておきたいことがある。病弱とか肉体的苦痛によって、能力や能率が麻痺しないようにしてほしい！　マクベス王が言うように、甲冑を着たまま戦争で死なせてほしい！」[11]と記している。フロイトは「がん」と診断された直後（1923年）に、当時、親しかった医師のフェリックス・ドイチュとの会話のなかで、「もし、わたしが辛い死を宣告されるくらいなら、品位を持ってこの世から消える手伝いをしてほしい！」[12]と頼んでいる。1928年にフロイトの主治医となったマックス・シュアーに対しても、病気の進行状況については、常に「真実以外は何も話さないでほしい！」また「その時が来たら、不必要な拷問はしないこと、させないことを約束してほしい！」と要求している。シュアーによれば、フロイトは、極めて冷静に、感情の高まりを見せず、絶対的な決意を

持ってそう言ったそうである。その後、二人は握手をしたと報告している[13]。フロイトはエッセイ『文化への不満』（1930）（訳者注：原題はDas Unbehagen in der Kultur、中山元訳、光文社古典新訳文庫所蔵）の中で、「長い人生というものは、もし、それがあまりにも重荷が大きくて、喜びに乏しく、悲しみに満ちていて、ただ、死を救いとして迎えるだけならば、何の意味があるのだろうか？」[14]と記している。フロイトの死の数カ月前、1939年4月28日に友人のマリー・ボナパルトに宛てた手紙には「残酷なプロセスを短くするような薬物があれば非常に望ましいのだが……」[15]と記している。フロイトは、何物にも動じないストイックな人であった。

　フロイトの死期が近づいた時には、顎部がんの腐敗臭に、ハエが群がってくるので、ベッドに蚊帳が張られていた。さらに悪いことには、愛犬のチャウチャウ・リュンが、そのために、病室を避けて出ていってしまったのである。それでも、フロイトは、ほとんど英雄的にその苦しみを耐え忍んだ。痛み止めは、アスピリンと局所麻酔薬のオルトホルムだけであった。フロイトにとっては、強い痛み止め、特に、アヘン剤は、死ぬまで、厳格に拒否していたそうである[16]。

　1939年9月23日、自分の死が近いと考えたフロイトは、シュアーの手を取って「親愛なるシュアーさん！ あなたは、おそらくわたし共の最初の会話を覚えているでしょう！ その

時になれば、わたしを、見殺しにしないと約束しましたよね！そうなれば、もう拷問としか言いようがなくて、何の意味もない！　アンナ（訳者注：アンナは、フロイトの娘）と話し合って、アンナが了解してくれれば、これですべてを終わりにしてほしい！」と言ったそうである。シュアーは、フロイトに「モルヒネ20ミリグラム」を注射した。フロイトは、眠りについた。その12時間後に、シュアーは再びモルヒネを注射した。その後、フロイトは目を覚ますことなく、しばらくののち1939年9月23日に逝去した。シュアーは、フロイト伝でそのように記している。フロイトの死に関するこの記述は、フロイトの生涯に関する数え切れないほどの記述の一部となっている[17]。

　フロイトの最期に関する最近の研究では、シュアーの記録には、不完全で矛盾している部分があることがわかっている。このことは、フロイトの死について、シュアーや他の人びとがコメントをしているさまざまな文書や手紙（一部はフロイト自身が書いたもの）からも明らかである。例えば、シュアーは、フロイトの投薬や死亡時刻について異なる記載を残している。彼は、フロイトの家族の長年の友人であった女医のシュトロス博士の存在に言及していない。フロイトが死亡した時に、彼女が一緒にいたことを隠しているのである。シュアーもユダヤ人であった。それで、アメリカへの移住準備を

20

急いでいたので、フロイトの傍にいなかったことについて黙っていたと考えられる。フロイトの死を確認して、死亡診断書を書いたのは、シュアーではなくて、イギリス人の医師 G. G. エクスナーであった[18]。

　アメリカの精神科医ロイ・B・ラクルシエール（および筆者自身）によれば、ワシントン・ライブラリー・オブ・コングレスと同じ場所にあるフロイト・アーカイブの『シュアー・ペーパー』を吟味してみると、ジグムント・フロイトの死の実態が異なって示されているそうである。フロイトの人生の最期の日々では、フロイト自身と妻のマルタ、娘のアンナに加えて、シュアー医師とシュトロス医師の間で、残酷な死に至る日々を短くすることについての暗黙の了解があったらしい。1939年9月22日、シュアーは、フロイトに、最初のモルヒネを注射し、その後、致命的でない量のモルヒネを、もう1回注射している。その後で、まだ生きてはいるが意識がなくなっているフロイトのもとを立ち去ったようである。その時に、その場に残っていたのは、娘のアンナ、家政婦のパウラ・フィヒトル、女医のジョゼフィーネ・シュトロスの3人だけであったという。この数時間後に、再度、投与量不明のモルヒネをフロイトに注射したのはシュトロス医師であった。フロイトは1939年9月23日に亡くなった[19, 20]。

　フロイトを安楽死させるという問題が、少なくともシュアー

医師とアンナ・フロイトの間でテーブルの上に上がっていた
ことは、シュアーがフロイトの娘に出した手紙によってフロ
イトの死後15年経ってから証明されている。そこには「安楽
死の問題に関しては、弁護士に相談するよう求められ……」
「弁護士は、わたしがフロイトの病歴出版計画で提案したより
もずっと慎重な表現を使うようにわたしに要請していました。
だから、最終的には、2種類の表現が完成したらすぐに全部
を送ります」[21]と記されていた。

　ここでシュアーが水増ししたかったのは、フロイトの死を
加速すること、すなわち彼の死に先立つモルヒネの投与回数
と量のことだったのではないだろうか？ 最後に女医シュトロ
スがフロイトに3度目のモルヒネを注射したことは注目に値
するが、フロイトは、すでに意識を失っており、もはや苦し
みはなかった。フロイトは晩年、非常に弱っていた。また、
アヘンに慣れていなかったため、特に、死期を早める呼吸抑
制作用の影響を受けやすい状態であった。このことについて
は、主治医もよく知っていたのである。

　それゆえに、フロイトの終末期における医師たちの行為は、
今日の基準に照らせば、間接的積極的死亡幇助（付論（1）参照）
と評価されるべきなのであろうか？ あるいは、それを超え
た、ある意味での嘱託殺人なのだろうか？ はたまた、フロイ
トの自由意思による安楽死と評価するべきなのであろうか？

この点については、結局のところ、はっきりしない。フロイトの終末期の治療は、医師シュアーと女医シュトロスに決定的に依存しており、このことは、フロイトの死そのものが幇助されただけではなく、彼の死に方も幇助されたという事実を物語っている。

　フロイトの死の実際の状況についての「薬の水増し」については、他の2つの理由からも、もっともらしいと思われるかもしれない。娘のアンナ・フロイトは、父親の思い出に敬意を表して、影を落とすことのないようにあらゆる手を尽くした。また、フロイトが、安楽死を告白することになるような法的な問題を避けたことも、シュアー医師、とりわけ、女医シュトロス博士の関心事であったようである。

　カフカとフロイト、この2人の偉大な苦悩者は、死に逝く患者に共感的な医師による幇助を受けたのであった。医師らは、患者の要求に応じて、耐え難い苦しみの過程を短縮することを躊躇しなかったのである。苦しみの果てに正当な医療行為に出会うことを、両方の患者が望んだからなのであろうか？

第2章

序文にかえて
——この本を書く動機と正当性

　人はなぜ、自分自身に手をかけたくなるのであろうか？　なぜ、多くの人びと、特に重い病気の人びとが医療に助けを求めてくるのであろうか？　そして、最終的には、このような要求に応じるべきか否かのついて想いをめぐらせている医師の心境は、如何なものであろうか？

　時には、個人的な詳しい告白にもなるのであるが、わたしは、40年を超える医師としての生活の中から、晩年の具体的な事例をもとにして、この疑問に答えたいと考えている。本書の目的は、読者諸兄姉に重症で絶望的な患者さんとの会話や体験、また人道的な安楽死を望んでいる人の多様な苦しみや悩みを通して、わたしの個人的な死の倫理を明らかにすることである。そうすることによって初めて、これまで著名な医師や倫理学者、法律家、哲学者が定式化してきたことに囚われないで行動することが可能となるのである。彼らは、わたしに少なからぬ影響を与えてくれた。同時に、わたしは、彼らの立場を批判的に吟味してきたのである。

このような医療行為が、納得できるものであり医療の使命に合致することを明らかにして、場合によっては、正当化して、最終的には、人道的医療安楽死が、繊細で気に染まない選択肢だからといって、医師がそれを根本的に拒否しない勇気を持てるように元気づけたいのである。しかし、その動機と正当性とは一体何なのであろうか？　読者諸兄姉は、きっとそのように問いかけるのではないだろうか。

　その答えは、わたしにとっても簡単ではない。それは、多面的かつ重層的で、わたしの子供時代にまでさかのぼらなければならない。父は法律家の家系の出であったが、母はアカデミックな家系の出ではなかった。母は、当時としては珍しく、自信と誇りを持っており、いざこざを恐れない大胆不敵な女性であった。母は、あらゆる弱者、冷遇されている人びと、援助を必要としている人びとに好意を抱いており、その精神でわたしを育ててくれた。彼女の善悪の判断基準は、知識よりもむしろ直感に基づいており、良いことは良い、悪いことは悪いとはっきりしていた。その結果、わたしを、ミハエル・コールハースのような、妥協を許さない性格を持った人間に育ててくれたのである（訳者注：『ミハエル・コールハース』は、クライストの中編小説。1806年『フェーノス』6月号に初版か掲載され、1810年に『小説集』第1巻に完全版が収録されている）。このことは、その後のわたしに大きな影響を与えている。わたしは、

医師という職業に携わるようになってからも、常に、医療に対する疑問や疑念を抱えていた。医療は、一方では、現在でも患者にとって不可欠で傑出した成果を成し遂げているが、他方では、増え続ける莫大な人件費や財政支出などの問題を数多く抱えている。わたしは早くからこのことに気づいていた。そこには、患者の人格を剥奪することによって、医療の基本的な使命を無視するような現代医療の捉え方が含まれている。病人のケアをする際には、病人の恐怖心や希望、実存的な動揺に対して共感的な配慮を中心とした治療がなされなければならない。その治療は、従来の治療手段（投薬、検査・画像診断、身体的介入）をはるかに超えていなければならない。現代医療は、高性能な医療技術を駆使して、病人の体をばらばらにしていると言っても過言ではない。狭い意味での病気は、あらゆる技術的な規則に従って治療されるが、患者の人格、つまりその人の苦しみにかかわる側面は、いつも、あまりにも短い時間で処理されている。それは、文字通りの意味で、非常に不十分である。このような医学の分裂状態は、昔も今も、わたしの生涯を苦しめている医学の棘である（第5章参照）。

　わたしのような、どちらかといえば外向的で感情に走りやすい性格の持ち主である若い医師にとって、病院の仕事の第一印象は、ある種の冷酷さであった。感情を表して病人との

つながりを持つことは、医師が行うことではないと教えられていた。すなわち、冷静さは医師の美徳であり、患者に対しては、冷静な自分を見せて、抑制の効いた距離を保たなければ、立派な医師とは言えないと教えられていた。挨拶のための握手以上の接触は、医師としては避けるべき態度であった。患者との対話能力や対話への意欲は、上司にとっては医療業務の重要な核ではなかった。患者についての教育は、ベッドサイドでなされるのがルールであり、患者の想いを理解して接する態度は、むしろ例外的であった。その一方で、わたしは、苦しんでいる患者さんに対しては、可能な限り最善の医療処置を施すだけではなくて、言葉には出さないにしても、多かれ少なかれ、人間的な処置を期待していたのである。病気の身体的な側面だけではなく、それを超えた苦しみの体験に耳を傾けることは、昔も今も、患者さんが主治医に望んでいることではないだろうか？　注意を込めて、患者さん自身の資質に配慮しながら、それを強化するために「元気を出してね、大丈夫だから……！」というたったの一言が、大きな慰めを与えるのではないだろうか？　この言葉は、当時も今も大きな価値がある言葉である。

　患者と医師の関係は、わたしが医学の道に入った1970年代の後半には、まだパターナリズム（父権主義）が蔓延していたが、今日では、お互いの目の高さの関係にその道を大きく

譲っている。少なくとも、自己決定が主張されて以来、患者の自己決定が、医師と患者の関係の中心課題へと変わっていったのである。わたしが見習いをしていた当時は、医学的な命令や禁止が患者さんとの対応の大部分を占めており、それが一般的であった。ある治療法が医学的に正当化されている場合には、医師が患者に恥をかかせたり、制裁を加えたりすることをはばかることがない時代であった。「自分のお腹をしっかり鏡で見てごらんなさい。もし、ここで処方された食事療法を守らなければ、この病院から出ていってください！」というような具合であった。

医学、特に印象に残っている集中治療医学の成果と、そこで起こり得る欠陥との間の大きなギャップは、わたしが最初に助手として働いていた時から今日に至るまで、ずっとわたしのこころに異様な苛立ちを残していた。この矛盾は、今も昔も変わっていない。その考え方は、「できる限りのことをします！」という文言に象徴的に表れている。この紋切り型の文言は、特に、生命を脅かすような急性疾患（例えば、裂傷、心臓発作）においても、希望と自信を与えて医学の可能性を最大限まで引き出すことを約束する文言である。その一方で、この文言は「これ以上やることはありません！」と言い放っていた。この言葉は、長い努力の末に、もはや助かる見込みがない場合には、患者さんを見捨てることを意味している。

つまり、医術が失敗したことを認める文言なのである。治療が無駄であったことがわかった時に、それ以上のことはできないというのは、死に逝く患者さんを無視することに他ならない。そのような治療やケアは、牧師や親族や介護者だけに任せてきた医療体制の棘のように、早くからわたしのこころに突き刺さっていた。わたしは苛々していた。この棘は、最初は潜在的な意識であったが、今ではわたしにとって、医療の主たる関心事になっている。絶望的な病気であっても、医学は、苦痛を和らげるという意味で、常に何かを提供することができるし、もっと正確に言えば、何かを提供しなければならないのである。しかしながら、ドイツの医療関係者が、緩和ケアが倫理的にも治癒的ケアと同等の価値があって不可欠であることを認識するに至るまでには、数十年の歳月が流れていた。因みに、緩和は、痛みの緩和だけではなく、それをはるかに超えている。それは今日に至るまで、現実というよりも、約束のようなものである。緩和医療は広い意味で患者さんを包み込むことであり、今では、それが医療活動の中核となっているのである。わたしは、2012年にホスピスを設立し、今日に至るまでその運営に携わっている。

　1979年は、わたしの父が「前立腺がん」で亡くなった年である。それは、わたしが麻酔科で半年、内科で1年の勤務を終えた頃のことであった。父は、長年にわたって、整形外科

医から慢性腰痛症（関節の変性）と誤診されていたが、実際は前立腺がんの転移によって、長い間ひどい骨の痛みを引きずっていたのである。父は、医者に従順な病人であったので、主治医の勧めで手術を受け、その後、放射線と化学療法を受ける長旅に耐えていた。父の苦悩を目の当たりにしたことは、わたしたち家族にとって大変大きな衝撃であった。鎮痛剤が処方されていたが、1日に3回、10滴のアヘン剤を垂らすだけで、痛みを抑えるには到底足りない量であった。担当の先輩医師は、わたしとの会話のなかで、「この量のアヘン剤は、極めて許容範囲が広いのです。同僚として知っておくべきでしょう！　やはり、父上を殺すわけにはいきませんから……」と言ったのである。わたしは憤慨した。納得できなかった！　わたしは父と何度も話し合った。クリニックを出て、家族の安らぎのために家に帰るように説得した。わたしは、休暇を取って、自分で父の治療をすることにした。父のために、初めて診療所の外で、モルヒネの処方箋を切ったのである（第11章参照）。

　わたし自身、いくつかの病気、それも命にかかわるような重い病気を経験しており、病気や人生における絶望、閉塞感、孤独を体験しつつ生きてきた（今でもそうであるが）。自分の体で、痛みの耐え難さ、伝え難さ、暴力性を感じ取っていた。石に起因する腎疝痛は比較的無害であるが、これを繰り返し

た結果、2度にわたる入院治療を受けたこともあった。母は
これだけでも、出産の痛みに匹敵すると言っていた。ある時、
午後の11時になって、左脇腹に津波のような激痛が走り、病
棟のカウンターまで足を引きずるようにして辿り着いたこと
があった。その時、2人の看護師が、冗談交じりに当直の申
し送りをしていた。わたしは邪魔をしたくなかったし、なぜ
かむしろ恥ずかしいと思っていた。疝痛が再発した場合は、
通常の鎮痙剤ではほとんど効果がないので、病棟の回診で上
級医が処方してくれたアヘン剤の一種であるディピドロール
の点滴をお願いした。「すぐに準備をします。*15分でできま
すから、お部屋に帰って待っていてください*」と、看護師の
1人が、フルートのような高い声で言った。わたしは自分の
必死さが理解できない看護師に唖然として、何も言い返せな
いまま、病室の廊下の手摺を伝って部屋に戻った。このまま
無に帰してしまいたい、死んでしまいたい、と願うくらいの
痛さであった。四半刻が過ぎて行った。15分の経過時間は、
まるで永遠のようであった。わたしの頭のなかは真っ白で
あった。ついに、あの2人の天使がやってきた。アヘン剤が、
わたしの体のなかに流れ込んでいった。その後、わたしは、
極楽のような眠りについた。

　慢性的な痛みも他人事ではなかった。何年も前から、原因
不明の右下腿の痛みに悩まされており、その痛みは、まるで

空気のように常に存在していた。内科、神経科、放射線科の所見は、ファイルを埋め尽くすほど膨らんでいた。さまざまな専門医に診てもらったが、理学療法、薬物療法、精神療法の試みは、すべて効果がなかった。奇妙に聞こえるかもしれないが、わたしの痛みは、精神的な訓練によって、闘っても倒れなかった敵から、文字通りの意味で親友、つまり傷ついた友人となっていった。医学的可能性の限界は、わたしに復元力を身につけさせて、健全な宿命論と結びついていったのである。

　2003年には心筋梗塞に襲われた。それまでは多くの同僚たちが考えているように、わたしは医師であって不死身なのだという潜在的な想いがあったが、突然、その想いから突き放されたのである。それまでは、想像もつかなかった出来事であった。教科書や臨床専門用語で、心筋梗塞の代表的な症状、いわゆる壊滅的な痛みが、わたしを一時的にがっちりと掴んで底なしの泥沼に落とし込んだのであった。まるで、2枚の鉄板で胸が締め付けられて、押し潰されそうであった。心臓カテーテル検査の際には、一時的に心臓が止まって蘇生術が行われた。これらの出来事が、その後のわたしの人生を大きく変えていったのである。

　その数年後、わたしは、恐怖と希望と憂うつと疑念に満ちて疲れ果てていた時期を過ごしており、それはこの本を書い

ている今日でも続いている。わたしは、父の遺産でもある前立腺がんも患っており、その確定診断には何年もかかった。8年間に5回の生検を含めて、数え切れないほどの検査を受けた。はっきりしないところが沢山あった。思い切って特殊な治療も受けた。不安も多く、副作用も避けられなかった。当初は成功したものの、3年後には腫瘍が再発した。再び足元から地面が消え去るような感覚に襲われた。父の運命が、わたしにも手を伸ばしているのが見えたのである。そこで、最新の画像診断PET-CTを勧められた。幸いなことに、まだ転移は確認されなかったが「迷わず照射をした方がよいでしょう。まだチャンスはあります！」というのが同僚たちのアドバイスであった。それほど悪くはないと言われたが、密かに、もっと楽観的な予後を期待していたのである。迷った末に、最終的には治療を承諾した。深い不安と心配と恐怖に襲われながら、6週間という長い間、毎日ベルリンの大学病院の放射線地下壕で、リニアック線形加速器のプローベを、衛星のようにわたしの周りを一周させて、腫瘍の再発防止と真面目に取り組んで今日に至っている。

　そういうわけで、わたしがこの本で記していることは、少なくとも、そのほとんどが自分の休験から生まれていると言い切ることができる。多くの患者さんの深刻な病気や苦しみを身近に感じ、また、わたし自身も命にかかわる病気や実存

の危機を経験したことから、絶望的な病気では、死ぬことが約束されているという考えが、わたしのこころのなかで確信へと変化していった。このようにして、予測できない苦しみや死への過程にあって、他のすべての選択肢が排除された場合、わたしは、意思を持った一人の病人として、人道的医療安楽死を選択する決心をしたのである。

　2011年以降、人道的医療安楽死は、医療倫理的に問題があるとされており、2015年以降では、刑法上でも制裁の対象（ドイツ刑法第217条）となり、不可能となったのである。この刑法は、わたしが考えている医療の良心と職業の自由とは正反対の内容であった。わたしは、患者さんの利益のために、2016年7月にドイツ連邦憲法裁判所に（他の数名の医師と共に）ドイツ刑法第217条に対する訴えを起こした。最後の衝突は、2014年5月に行われたわたしに対する捜査であった。この衝突は、人道的医療安楽死支持者と人道的医療安楽死反対者の間に大きな溝があることを証明した。さらに、人道的医療安楽死に反対する者が、その支持者を潰そうとしていることを明らかに示していた。この捜査は、わたし自身にも影響を与えており、この本を書く動機にもなっているので、その内容をごく簡単に紹介しておきたい。

　2014年5月5日、フランクフルトの検事長は、わたしをフランクフルト検察庁に、殺人、嘱託殺人、医療援助の不提供、

医薬品及び化学薬品法違反のかどで刑事告発した。

2014年5月27日、フランクフルト警察本部犯罪捜査本部から、ベルリンの国家保護局犯罪捜査本部に取調べの依頼が出された。その後、国家犯罪捜査局I部（人身に対する犯罪）、II部（殺人罪）の被告人として、同年7月10日に、わたしへの取調べが行われた。罪状は「脅迫犯罪行為で公共の福祉を乱した」（ドイツ社会法第126条）というもので、報道犯罪の文脈での取り調べであった。

事情聴取では、まず、わたし自身に関する質問に答えなければならなかった。わたしは、この告発に関する本質的な質問（患者の病気に対する栄養剤の投与やその後の援助の方法など）には答えなかったので、明らかに尋問官を困らせた。わたしはこの問題を、弁護士に引き渡した。弁護士は、14ページにわたる陳述書を提出してくれた。その結果フランクフルト検察庁は、2014年10月21日、根拠を明らかにすることができないとして、予備手続きを中止したのである（刑事訴訟法160条1項、合わせて152条2項）[1]。

全体の経過を見れば、人道的医療安楽死が許されるのか、許されないのかの二者択一であった。通報者の側もそうであったが、とりわけ検察側の無知には驚くばかりであった。わたしが発表した記事は自死幇助（当時はまだ処罰の対象ではなかった！）であって、嘱託殺人（現在も処罰の対象！）

でないことは、明らかであった。しかし検察は、自死幇助と嘱託殺人の違いを認識していなかったようである。それでは、なぜ彼らはわたしを告発したのか？ 何人かの弁護士が報告しているように、フランクフルト検察庁は、自死幇助の手続きにおいては、極めて限定的な方針をとっていた。その理由は、推測するしかないが、おそらく法律家が自らの世界観や道徳的配慮から独立できていなかったからであろう。わたしに対して開始された手続きは、わたしを脅して口封じをするために役立つだけで、その目的は自死幇助に賛成する者を黙らせることであった。つまり、わたし自身の考えに対しては、法律による支援が少ないということを敢えて結論づけようとしていたのである。本書は、法と秩序だけではなく、自死幇助を正常な医療の選択肢であると宣言しているわけではない。ましてや、それを賛美しようとしているわけでもない。むしろ、わたしの関心事は、それに貢献することである。そのためには、まずは歴史に目を向けることが大切である。

第3章
自死と自死幇助（人道的安楽死）
──歴史的論考

　自殺という現象は、人類の歴史のなかで、最も古い時代から伝承されている。現在では、自殺とは違って、さらに建設的な意味を持っている「自死」という新しい概念が登場している。この概念は、人間の条件の一部であり、人間の行動のさまざまな動機とその実現のために、古代から、哲学者、医師、心理学者、社会学者、神学者、精神科医、作家、そして、最終的には、安楽死を望む人びとによって、絶えず、議論、調査、評価されてきた概念である。安楽死および自死についての哲学的・道徳的評価にコンセンサスが得られたことは一度もない。プラトン、アリストテレス、アウグスティヌス、トーマス・アクィナス、イマヌエル・カントなどは、自らの手による死（自殺）を否定しており、それぞれが、その理由を述べている。一方、セネカ、デヴィッド・ヒューム、フリードリッヒ・ニーチェ、ジャン・アメリーなどは、自らの手による死（自死）を擁護ないし正当化しているが、少数派である。この二つの正反対の判断は、今日でもよく引き合いに出され

37

ている。これらは、自殺（Selbstmord）および自死（Freitod）という2つの言葉で、明らかに区別されているのである。

　しかしながら、適切で公平な見方をすれば、断定的な表現は避けるべきであり、自死という言葉は、中立的概念として選ばれるべきではなかろうか。自死を望む人びと、あるいは実際に自死を行った人びとのさまざまな動機、（例えば、名誉棄損、恥、老い、病気、絶望）とその理由を、この概念を用いて病理学的に分析して、道徳的に非難されるべき人、神の意思に反する罪深い人、あるいは、犯罪として禁じられているかいないのかを明らかにしようとしているのである。

　自死あるいは自死を考えるということは、その人が、避け得る状況にあるのか、逃げ道のない状況にあるのか、それが禁止されるべきなのか、そうではないのかの理由を説明することになる。この文脈で行われる「幇助」は、現在では、「自殺幇助」ではなくて「自死幇助」と呼ばれている。なぜなら、自殺幇助は、法律上の犯罪の準備とかその実行にかかわってくる言葉であるが、自死幇助はそのような犯罪ではないからである。その実態は、むしろ人道的医療安楽死を意味しているのである。わたしにとっては、自死幇助の方がより適切な響きを持った言葉である。

　ここでは、自死の視野そのものは扱わない。その点については、付録の文献リストを参照してほしい。わたしのテーマ

は、俗に言う安楽死、つまり、人道的医療安楽死と言う意味での死への援助である。ここでは、責任ある人道的医療安楽死が、一定の条件のもとで正当化されることを前提として、自死そのものを論じるにとどめておきたい。死への願望は、自由に熟慮の上でなされたもので、かつ持続可能でなければならない。この文脈での自由な責任とは、死を望む人が外部からの強制を受けておらず、明確な心構えを持って自分で決断することを意味しており、心構えとは、その人が緩和ケアなど他のすべての可能な選択肢を認識して検討したことを意味しており、持続性とはその人の決断が長期にわたって一貫していることを意味している。

　自死そのものと同様に、自死幇助も、人文科学、社会科学、刑法、医療倫理において、特に医師によって行われる場合には、その判断に相違が認められる。自死幇助も嘱託殺人も、20世紀の発明ではない。例えば、アビメレク王やサウル王は、絶望的な戦況においては、自分に一撃を加えて殺すよう兵士に命じていたことが、最も古い出来事として、旧約聖書の時代から明らかにされている。神学者のヤン・ディートリッヒは、彼の大学教授資格論文のなかでそのように記載している。一般に、古代エジプトやオリエントの文化では、恥辱や名誉の負傷、屈辱、あるいは早過ぎた栄光のために自死をすることは、決して珍しくなかったようである[1]。

39

また、紀元前5世紀に書かれ、ギリシャの医師ヒポクラテスにちなんで名付けられた有名な『医学の誓約書』にも示唆に富んだことが明らかにされている。そこには、「……わたしは、誰にも、猛毒を与えたりはしない」と書かれている。この定式は、すでに古代においても、薬物を与えて死なせる形の医療支援について、異なった見解があったに違いないことを示唆している。もしある種の需要がなかったならば、自死への医療支援を誓約書で禁止する目的は一体何であったのだろうか？

　このような需要についての記載は、現代の医療関係者の間ではむしろ隠されているが、実際には存在していたのである。バンベルクの古代史研究者ハルトウィン・ブラントが、ローマ時代の医師の仕事、特に、死に瀕した高齢者に対する仕事について、2010年に包括的な論文を発表していることに感謝したい。ブラントによれば、古代ローマ時代においては、自分の命を絶つことを医師に依頼すること、苦痛に満ちた命の最後を支援することは、どうやら当たり前のことであったようである。そこには、今日でもよく議論されるが、古代「ヒポクラテスの誓い」に書かれている「殺人の禁止」を理解する鍵があると述べている。古代ローマ帝国の医学は、自死幇助について統一した見解を持っていなかった。ペルガモンの偉大な医師ガレンは、老人と重病人に自死を勧めた医師で

40

あったそうである！　哲学者セネカは、自らも医学的な死亡幇助を利用しているが、彼の70通目の手紙のなかで「もし、一つの死が苦悩のなかで行われ、もう一つの死が安楽のうちに行われるのであれば、なぜ、後者に支援の手を差し伸べることが許されないのか？」[2]と記している。

　ローマ法では、自殺や自殺未遂は一般に罰せられないばかりか一定の尊敬さえ集めていたが、6世紀以降、中世の初めになってそれが変化した。その理由は、神権的な法思想に基づくキリスト教正典であるカノンが、事実上の国法となったからである。少なくとも、モーセの十戒のなかの第5の戒律「なんじ殺すなかれ！」に含まれる自殺の評価は、教父アウグスティヌスやトーマス・アクィナスによって権威的に書き留められているが、このことが、その後の一般市民の刑法として定着したのである。戒律違反は罰せられる行為であり、この世の刑罰は神の罰を意味している。それによって神の怒りをキリスト教自治都市（キビタス）から遠ざけるのである。自殺者は永遠に呪われ、キリスト教式の埋葬は拒否され、死体は切断され、遺体は家畜の皮剝ぎ場に埋められ、領地は没収された。このようなことは、18世紀までさかのぼることができる。白殺者はそれほどまで残酷に処罰されていたのである。

　近代が始まって啓蒙の時代が訪れると、社会とその主体で

ある個人は、神権的な法から徐々に解放されていった。世界と人間に対する神の決定は、個人の創造的な可能性と人間の個人的責任へとその道を譲っていったのである。個人的な責任には、自分の死も含まれている。1580年頃、ミシェル・ド・モンテーニュは、有名なエッセイの第2巻、『ケオス島の風習』の第3章のなかで、ストア哲学を取り上げており、老齢や病気などで自己が無意味な存在であることを体験した場合には、自己責任による自死を支持するとしている[3]。

1647年になって、作家で、かつロンドンのセントポール大聖堂の首席司祭でもあったジョン・ドンヌが書いた『ビアタナトス』という作品が、その後の時代を決定づけた。神学的な観点からは、自殺は自然法則や共同体や神の命令に反すると説いたトーマス・アクィナスに対して、ドンヌは、特別な論争を挑んでいる。しかしながら、ドンヌは、動物とは対照的に、理性的な人間にとっては、このことが無制限に適用できるわけではないと小規模な論考で述べている。自死が、神に喜ばれるとして美化するところまで踏み込んだ数多くの歴史的な事例（イエス、イスカリオテのユダ）に鑑みれば、ドンヌによる自死弁護は神学的な変革の試みに近いものがある[4]。

加えて、スコットランドの哲学者デヴィッド・ヒュームが記している自死についての文章も、自死の概念に影響を与え

ていないわけがない。ヒュームは、ストア派の哲学者を自称
しているが、自死という選択肢は人間の自由を保証するもの
であり、自死を否定することは迷信に過ぎないと述べている。
自死は、被造物や自然法則への侵害を意味するものではなく、
むしろ神から人間に与えられた可能性であり、決して神への
義務違反ではないと述べている[5]。

　一方イマヌエル・カントは、人間は、自由で理性的な存在
として道徳を持っており、自分自身に対する義務があるとして
して自殺を否定している。自己決定や自由には義務を伴うが、
その性質上、これらの義務は、主として自分自身を維持する
ために適用されるものであり、人間が道徳の主体である自分
を諦めて自分を消滅させることなどはあり得ないと考えてい
るのである。

　ここで、中世から近代への移行期における自死に関する他
の重要な思想家の考察について簡単に触れておきたい。例え
ば、トーマス・モアは『ユートピア』（1516）のなかで、医学
的に導かれた安楽死を提唱している。モンテスキューは自死
の処罰を批判しており（1721）、ヴォルテールは共感をもって
自死に向き合っており（1757）、その処罰を否定している。
ジャン・ジャック・ルソーは、基本的には自死を合法と考え
ているが、同胞に対する責任や義務も強調している（1761）。
しかしながら、ホッブス、デカルト、スピノザらは、自殺を

自己保存という自然の本能に反する不自然な行為とみなしている。ホッブスは、その主著『リヴァイアサン』で述べているように、自殺を禁じている[6]。

　最終的に自死の非犯罪化への道を開いたのは、啓蒙主義を理想とするヒューマニズム（自由、自己責任、自分に対する義務）の代表者たちである。ルターやカルヴァンなどの聖職者は、法と宗教の分離、宗教的な罪と恥ずべき行為の分離に強く反対している。バイエルン刑法（1813年）やプロイセン刑法（1851年）は、帝国刑法（1872年）の基礎となっているが、この法典は、自殺行為や自殺幇助を禁じている[7]。その後、自殺は不道徳で不自然であるという烙印（スティグマ）が、人びとの心のなかで生き続けているのである。

　その間に、自然科学や医学が強化された結果、自殺の可罰性に代わってその心理学化・病理学化という新しい概念が登場した。狂気や憂うつは、中世では、すでに自死の原因として個別に記されており、従って、許され得ると考えられていたが、今日では、環境の破壊的影響、身体的な病気、常軌逸脱（例えば、頭蓋骨奇形）と結びついて、自殺する人は精神医学の対象と考えられており、心神耗弱で責任能力がない人であると認められている。彼らは患者として扱われ、医学の一症例と見なされているのである[8]。

　一方では、免責が検討され、他方では治療の必要性が説か

第3章 自死と自死幇助（人道的安楽死）——歴史的論考

れながら、自死に対する現代社会の扱いが徐々に形成されて
きたのである。

　ドイツ連邦共和国の現行刑法は、1872年に制定された帝国
刑法に基づいている。そのなかで、すでに述べたように、自
殺の犯罪としての構成要件は、なじみのないものになっていっ
たのである。現行刑法では、自死は、処罰に値する不正とは
認められておらず、そのことは、現在でも確認されている。
従って、自死に参加した者の処罰も（処罰されない行為への
参加者は処罰されないという原則によって）原則としてなく
なった。当時、自死幇助という独立した犯罪の創設は可能で
あったし、ドイツでは、20世紀を通じて自殺幇助を犯罪とす
る提案がなされているが、1962年の刑法改正の最終草案では
忌避されていた。これが変化したのは、2015年12月9日にド
イツ連邦議会で新しく創設されたドイツ刑法第217条「業と
しての自死幇助の禁止」が施行されてからのことである。そ
れ以来、自死幇助は処罰の対象となったのである[9]。

　わたしは、人文科学と古典語の教育を享受した者として、
自死幇助と嘱託殺人の合法性に関するおそらくは最も新しい
現代人の声を歴史的なメモとして、ここに参照しておきたい
と思う。プロイセンの学者で、彼の名を冠した人文主義的教
育理念の創始者でもあるヴィルヘルム・フォン・フンボルト
が残した価値のある著作がある。彼の著作『国家の有効性の

45

限界を決定する試みに関する考察』（1792）では、「国家が介入する権利には限界があり、それは、もっぱら国民の安全に奉仕するべき権利であると主張している。このため、自殺未遂だけではなく、同意に基づく自死であっても処罰の対象とはならないが、後者の場合は、危険な乱用の可能性があるので、刑罰法規が必要である」[10]と記されている。

「その人の承諾があれば……」フンボルトは、人間の意思と自己決定について、すでに200年以上前に、このような決意を固めていたのである。これは、21世紀になって十分に発展するべきものである。次章ではこのことについて述べる。

付論（1）
死亡幇助のかたち

　死亡幇助は、5つの支援のかたちを含んでいる不明確な概念である。すなわち、死に寄り添うこと、死を許容すること、間接的積極的死亡幇助、医療的死亡幇助、および直接的積極的死亡幇助である。これらは、合法か違法か、積極的か消極的かという基準から鑑別することができる。また、多くの場合で、「死の援助（死に寄り添うこと、死を許容すること、間接的積極的死亡幇助）」や「死への援助（医療的死亡幇助、直接的積極的死亡幇助）」など多方面から区別することができる。

　一般の人びとやメディアの領域では、死亡幇助という言葉は、2つの積極的な生命の終結形態という意味で使われている。つまり、医師による医療的自死幇助と直接的積極的死亡幇助（嘱託殺人または注射死とも呼ばれる）の2つの意味で使われている。

注意：消極的と積極的の違いは、合法的と非合法的の違いではない。

　ドイツの現行法によれば、許容されるのは、治療の中断過程における積極的行為、不作為、自由で責任を持った患者の意思である。禁止されたり罰せられたりするのは、患者が表明した意思に沿って行われる意図的積極的殺人だけである（刑法第212条および第216条）。

消極的死亡幇助

　患者の死との因果関係は、病気の自然経過と年齢である。

死に寄り添うこと（合法）

　死に寄り添うということは、終末期医療の現場での患者の苦痛緩和に関するすべての領域を意味している。それらは、繊細なケア、尊厳ある環境での生活、魂への配慮、親族、友人、医師、看護師による慰めなどである。さらに、終末期医療には、死に逝く人のさまざまな症状を緩和するすべての緩和医療措置が含まれている。よく間違えられるように、死に逝く際の主症状は、決して痛みだけではない。痛みは、死に逝く人びとのごく一部にしか当てはまらない。多くの場合で、息切れ、止まらない咳、食欲不振、嘔吐、吐き気、下痢、便秘、かゆみ、長引く腹水などの身体症状に対する緩和医療が必要である。死に逝く人びとのケアにおいて、身体的な症状以上に介護者や親族に大きな困難をもたらすものは、精神的な症状である。不安、混乱、抑うつ、無気力、落ち着きのなさ、不眠、家族や仕事に関する心配、解決されていないスピリチュアル（霊的な疑問、寂しさ）などが、死に逝く人びとの主な苦悩症状である。

付論（1）　死亡幇助のかたち

死の許容（合法）

　死を許容するということは、患者の意思に従った延命措置の中止、場合によっては、苦痛を与える措置の省略および積極的な中止と同じ意味である。多くの通常裁判所判決で確認されているように、適用される法律は、患者の意思（患者に明確な意識がある場合）、前もって記された書面（リビング・ウイル）、口頭で伝達された意思（委任状）、または、推定可能な患者の意思だけが、生命維持を続けるべきか、いつまで延命措置を行うべきかの法的基準である。その際、さまざまな延命法の間には、何ら区別はない。例えば、人工呼吸の中止、腎臓透析の中止、チューブ栄養の中止、薬物治療（抗生物質、インスリンなど）の中止が考えられる。この文脈では、すでに開始された生命維持措置の中止は、それを始めないことと同じであると見なされている。いずれの場合でも、治療をしなければ死に至る病気が、患者の意思に基づいて自然な経過に任されていることである。このような自然な流れを許容することは、倫理的にも、法的にも、患者を殺すことと同じではない！　患者は、病気で死ぬのであって、医師による狙いをつけた医療介入の結果死ぬのではない。むしろ、これ以上の延命治療は、違法な身体的危害を加えることになり、医師は刑事責任を問われる可能性がある（逆に患者が生きることを望んでいる場合は、指示された生命維持措置を提供しな

49

いことは、違法な殺人である）。死なせることと殺すことの違いについて、例を挙げて説明しておく。

病室Aに、人工呼吸器を装着した患者が横たわっていた。誰かが病室に入ってきて、人工呼吸器を止めた。患者は死亡した。

病室Bにも、人工呼吸器を装着した患者が横たわっていた。ここでも、誰かが病室に入ってきて、人工呼吸器を止めた。患者は死亡した。

どちらの場合も、目に見える治療の手順には違いはない。最初のケースでは、遺産横領の廉で、殺人罪に問われることを覚悟しなければならない。2番目のケースでは、（リビング・ウイルに記載されている）患者の意思に沿った医師の行為である。どちらの場合も、目に見える治療の手順には違いはないが、最初のケースは、遺産ハンターの行為であり、2番目のケースは患者の意思（リビング・ウイル）に従った医師の行為である。2番目のケースでの人工呼吸の中止は、承認されるのみならず、法的にも正当な行為である！

積極的死亡幇助——患者と死との因果関係は、人間の手に

よる的を定めた意図的な侵害である。

間接的積極的死亡幇助（合法）

　呼吸困難を緩和するために、専門家によって正規のやり方で行われる疼痛緩和医療が、実質的に死亡時期を決定することはない。しかし、強い疼痛や重度の呼吸困難を緩和するために使用される強い薬物（例えばモルヒネ）の投与は、場合によっては、徐々に進行する呼吸中枢の麻痺によってより早く死に至ることがある。これは、医師が直接的に意図してはいないが、延命よりも症状緩和を優先させるやり方であり、患者自身もそれを受け入れている。実際、この投薬は患者に死をもたらす意図があって行われているわけではないが、このような苦痛緩和措置は、取りも直さず、間接的死亡幇助の一つの形態であると考えられる。

　医師が、強い鎮痛剤や極度の呼吸困難に対処する薬を投与する際に、厳密な意味での症状緩和に役立つのか、それが患者の延命を超えて死に至ることを念頭に置いているかいないのかについては、検証困難であることを忘れてはならない。その意思を知っているのは、かかわった医師だけであり、医師は、その良心に従って答えを出さなければならない。しかも、合法的な間接的死亡幇助（後述）と非合法的な直接的死亡幇助の間には、明らかな因果関係を見出すことができない

し、医師がその答えを出すことができるわけでもない。つまり、その医師の考えのみにかかわっているのである。ただし、その医師が、患者に過剰な鎮痛剤を投与したことが実証されれば、その医師は、少なくとも過失致死の廉で非難されるであろうし、故意の殺人（故殺）の証拠となる場合もあり得るであろう。

　緩和医療を実践している医師へのアンケート調査によれば、医師が選んだ治療薬とその量によって、苦しい症状が緩和されるだけではなく、具体的には、ある種の救いとしての死がもたらされることは、（昔からそうであるが）治療の現場では容認されている。

　間接的自死幇助と直接的自死幇助の境界が融合していることは、極限状態の重病患者の場合で明らかになる。例えば、肺の腫瘍が肺の大血管に浸潤した場合、患者は耐え難い死に脅かされ、激しい不安、呼吸困難、そして喀血に至る。この際、死闘時間の短縮は、医療上の義務である。患者の意識は、適切な手段を講じて、できるだけ早く奪わなければならない。この行為によって死期が短くなるか否かについては、法律とは無関係である。

　間接的（積極的）死亡幇助には、特殊なかたちがある。それは、緩和鎮静と呼ばれているかたちである。鎮静剤を静脈内に投与することで、一時的または長期的に、意識の低下や

意識消失状態を誘発して人工的昏睡状態に置く措置がこれに相当する。その適応となるのは、患者が、事前に説明を受けて同意している場合、または、医師の唯一の目的が効果的な症状コントロールであって、患者の死ではない場合である。たとえ、意図しない副作用として死が発生しても、法的・倫理的な問題はない。緩和鎮静は、積極的死亡幇助との区別が難しいため、その境界が医師の意図の方向性にのみ示されている。このことから、法的・倫理的議論の対象となる場合があるが、医師が緩和的正当性の枠外で高用量・極量の薬物を投与した場合は、過失による殺人（治療ミス）、あるいは故意殺人（刑法第216条：積極的死亡幇助）に相当する危険性を孕んでいる。

自死幇助（合法）

　自死幇助とは、ある人（医師・親族）が、患者の自由意思で、自分の手で死ねるように具体的に援助することである（主権者は患者！）。通常は、死に至る薬剤を処方する。ドイツでは、自死幇助は、常に刑法で認められていた。繰り返し実行することを目的とした自死幇助が（一部の例外を除いて）処罰の対象となったのは、2015年12月9日に新しく策定された刑法217条が施行されてからのことである。この禁止令は、2020年2月26日に、ドイツ連邦憲法裁判所の判決により無効

となった。そのため、2020年2月26日以降、自死幇助は（再び）原則として合法的となったのである（第10章参照）。自死幇助は、専門的な法律上の観点からは、医療関係者の間でもなお議論を呼んでいる。大多数の医師が拒否しているからである。2011年6月2日にドイツ連邦医師会が承認した医療規範には、17の州医師会のうちの10州が自死幇助禁止を勧告として盛り込んだが、残りの7州はこの勧告に従わず、むしろ弱められたかたちで残している。これらの州では、医師は、その良心に従って、自死幇助の可否を自由に決定することができるとしている（第7章参照）。

直接的積極的死亡幇助（違法）

　直接的積極的死亡幇助は、通常、医師である他者が意図的かつ計画的に人間を殺すことに相当する（主権者は医師！）。このような行為の背後にあるものが、同情であれ、患者の願望であれ、卑しい動機（例えば、強欲）であれ、ドイツ連邦共和国では、刑法第212と第216（補遺（1）参照）によって禁止されている。とはいえ、ベルギー、ルクセンブルグ、オランダにおいては、一定の条件下で、特に、患者が自ら死ぬことができなくなったか困難となった場合に刑罰が免除され、直接的積極的死亡幇助が行われていることに促されて、ドイツでもこうした人生の終わり方を容認する議論がなされている。

付論（1）　死亡幇助のかたち

　間接的積極的死亡幇助と直接的積極的死亡幇助が近い関係にある場合を考慮して、この議論が真剣に続けられている。

　生命を保護し、生命を共同体の価値として尊重する国家の義務は、ドイツ基本法（憲法）に定着している。生命の保護に関しては、立法府にはまだ裁量の余地が残されている。ドイツの代表的な憲法学者によれば、終末期患者が、自由な責任と十分な意識を持って死亡幇助を強く求めた場合、それが厳密に限定されるとしても、合意による積極的死亡幇助を処罰の対象から外すことを妨げないと考えている。今日では、社会の多くの人びとの間で、積極的な終末期を求める声がますます大きくなっている。その背景には、紛れもなく2つの傾向があることが示唆されている。すなわち、社会の他の多くの分野でもますます明確になりつつある自己決定と、その尊重の要請に心を閉ざさないことが一層求められているのである。この点については、まだ終末期とそのかたちをめぐる複雑な問題があり、医師の間でも統一された倫理観はない。むしろ、今日、個人化、自己決定、そして、個人の尊重を求める声に対して心を閉ざさないことが求められているのである。

第4章

自己決定
──対話がなければ未完成

　最初に、わたしの臨床医時代のエピソードを紹介しておきたい。48歳のS婦人は、階段の昇降中に、突然、短時間、意識を失い、友人に勧められて救急車で当院に入院した。初めてのことであった。彼女は頭を打っていたが、しっかりとした態度で、わたしに情報を提供してくれた。何年も前から知られていたが、いまだ治療を受けていない貧血があることも報告してくれた。採血の結果、ヘモグロビン（血色素）値が3.8％で、同年代の健康な女性の酸素運搬量の約4分の1であることが判明した。このようにして、患者が倒れた原因がはっきりわかって入院の適応が明確になった。Sさんは、入院を固く拒否した。退院すれば、大きなリスクが伴うことについて詳しく説明を受けていたにもかかわらず、また、同席していた友人の説得にも耳をかさず、自分の決めたことに固執していた。わたしが相談した精神科医は、患者の洞察力と同意能力を確認していた。緊急の医学的助言にもかかわらず、本人の強い希望で彼女は退院した。その1週間後、彼女は、大

きな交通事故の被害者となって路上で倒れていた。同僚の精神科医とわたしは、この患者を病院にとどめておくべきだったのかという疑念に何日も悩まされた。幸いにも、彼女は一命を取りとめたが、彼女の最初の決断は、誰がどう思おうとも自分で決めたことであり、法的には、何の異議もなかった。ドイツの現代社会では、自己決定は重要な概念になっており、生命倫理や医療の現場では、とりわけ大きな役割を担っている。自己決定は、すべての人びとの基本的権利であり、ドイツ連邦共和国の基本法（憲法）に明記されており、人間の尊厳の実質的な要素として理解されるべきものである。自己決定は、自律と同一視されることが多いが、第三者の権利を侵害しない限り、自分自身のライフ・プランとその実行を決定する自由を意味している。これは、特に、終末期において、最も重要な患者の自己決定権の根拠である。

　自律性の意味は曖昧であり、哲学者、倫理学者、法律家らによって解明されなければならないが、これは、道徳的な自己決定能力のことであり、自分自身の道徳的価値観や信念に基づいて、つまり批判的に自己を省みた上で、真正面から決定して行動する能力と同一視されている。これは、洞察力と同意力を意味しており、医療行為が留保されている場合、情報処理、推論、意思伝達、病気に対する洞察力という基準で主治医が検討することになっている[1]。自由主義社会では、患

者の自律性が広く受け入れられており、自律性は、個人の行動手続きを通して現れる能力と理解されている。この手続きは、意思決定の手続きとして定義されていることを強調しておきたい。従って、自律性（および、その尊重）は、その内容に依存するものではなく、むしろ内容に中立的である[2]。ある患者の決断が、医師などの外部の人間から見れば、奇妙で、不合理で、あらゆる合理性に反しているように見えても、それが自己決定かどうかは、その決定がどのようにして生まれたのか、つまり、意思決定過程の構造的特徴と意思決定者の精神構造によってのみ決まるということである。手続き上の基準は、かなり低く設定されており、その決定は、自由意思に基づいており、（全体として）十分に考慮されたものでなければならない。必要な情報は、それぞれの治療に関する医療情報のなかから患者が受け取って理解し、医師がその情報に納得しているものでなければならない。患者は、それらの情報を拒否することもできる。医師の義務は情報の提供だけである。最終的な意思決定の際には、いかなる強制力も排除されなければならない。その結果をどう考えるかは、判断する人間次第である[3]。

　ドイツ基本法（憲法）制定（1949年）後は、市民の自己決定権も保護の対象となっており、基本法第2条に規定されている。数多くの判決、特にドイツ連邦通常裁判所の判決は、

1980年代から1990年代にかけて、早くも患者の自己決定権を強化し確立している。市民から責任ある患者へ！ それは、首尾一貫した避けて通ることのできないステップである。医療者は、患者の意思に唯々諾々と従うのではなく、患者と目の高さを合わせて、インフォームド・コンセントの枠組みのなかで、自己決定ができるよう努力することが求められている。法律的な意味での自律性と、能力的な意味での自律性は、お互いに微妙な関係にある。法律学者のクリスチャン・カッツェンマイヤーが正しく指摘しているように、不完全な自律性に対しては、医療倫理を含めることが不可欠である。時代遅れの医療パターナリズムを復活させるのではなく、個々のカウンセリングと教育に共感的な励ましを加える意義は大きい[4]。

　患者の自律性が高い規範性を持つことは、今日では誰にとっても自明のことと思われるかもしれないが、この成果は、すでに示唆したように、医療関係者よりも司法関係者に負うところが大きい。このパラダイムシフトを主導して実行に移したのは、医療関係者でない。ドイツ基本法に定められた現行法を認めてその有効性に力を貸したのは、むしろ、弁護士やドイツ連邦通常裁判所の判事たちの勇気ある行動であった。自己決定の原則は、2020年2月に下されたドイツ連邦憲法裁判所の判決において究極的に表現されている。ドイツ基本法第2条によれば、すべての国民は、原則として、自分の人生

の終わり方を自由に決めることができるとされている。

　自己決定が原則的に重要であるとの認識は、20世紀半ばに始まった医学の急速な進歩によって引き起こされた。心肺蘇生、人工呼吸、人工透析、人工栄養、移植医療、ペースメーカーなどによって、生と死は、それまで不可能であった方法で操作できるようになった。その倫理的、法的影響は、複雑で広範囲に及んでいるが、患者の意思や個人の好みを無視することはできず、特に、治る見込みのない絶望的な病気の場合、医師が示す行動様式を無視することはできない。それ以来、医療の使命と患者の自律性の関係は、医学と生命倫理の重要な論争の一つとなっている。

　この論争は、決して新しいものではない。1894年、ドイツ帝国最高裁判所は、初めて医療行為を身体的危害と認定しており、すべての医療行為は、患者の同意なくしては行えないという有名な判決を下している[5]。1957年、ドイツ連邦通常裁判所は、患者の自己決定に関して、さらに広範な解釈を行った。すなわち、たとえ、生命を脅かす状態から解放されない場合であっても、患者は治療的介入を拒否することができるとしたのである。

　医療関係者は、何十年もの間、患者の同意権利を無視してきた。医師と患者の関係は、いわゆる善意のパターナリズム（父権主義）を装った医学的な治癒力によって決定されてい

た。病人や親族が医師の指示に抵抗するようなことは、ほとんどなかったのである。

そうこうするうちに、法的状況は、一義的に明らかになっていき、2009年6月18日に施行された「事前医療指示法（リビング・ウイル法）」によって、医療は、基本的には終末期においても、患者の意思を第一に考えることが明確になった。別の言い方をすれば、患者は、自分に行われるすべての治療や処置について、同意するか拒否するかを決める権利を持っているのである。通常、人びとは、立法者の指針のみに従って行動したり決定したりするのではなく、個人と社会の具体的な枠組みのなかで行動している。患者の側には、恐怖心があったり、2つの相反する価値観が同居していたり、場合によっては、無知だったりする場合も考えられる。医師の側には、経済的圧力、資源不足、さらに、しばしば指摘されているように、過剰な利潤追求、自己利益の追求などがある。例えば、医師の告知義務は、日常臨床においては、患者への情報提供や告知よりも、医師を法的に保護するためにパンフレットを読ませるというところにまで堕落しており、しばしば患者の気持ちを混乱させている。

後者は、医師が患者の自律性を真剣に受け止めて尊重することによって、初めて防ぐことができるのであるが、多くの医師は、患者を道具のように扱ったり、患者を監督したり、

患者の言うことを拒絶したりする権利があると思っているのである。患者の自律性の認識は、医師が患者の意思形成に干渉しないという消極的な義務としてのみ解釈されるべきことではなく、特に、積極的な義務、つまり、医師が患者に対して負っている債権者住所地で履行すべき債務も含まれている。医師には、十分な情報提供と教育を行うだけではなく、患者の意思決定過程を積極的に支援して、患者の自律性を発揮できるようにする義務がある。従って、医師は、患者の自律のための助産師であると考えて、その意味で患者との対話を求めなければならないのである！

特に、インターネット上に溢れている健康情報、医学の急速な進歩、新しい治療法の提供、医療の合法化は、決して患者の情報収集や啓蒙につながるものではない。それどころか、医療に対する認識不足、混乱、不信が蔓延しており、患者側の自律性が失われているに等しい状況が生じているのである。

患者に力を与えるという医師の使命は、内容的にも形式的にも、時代遅れの「ヒポクラテスの誓い」に代わって登場した「医の倫理憲章」に記されている。この倫理憲章は、2002年に数多くの国際的な医学団体によって策定されており、その第1項には、医師に「患者の利益のために尽くすこと、患者が情報を入手して、治療についての十分な情報を得た上での意思決定を支援すること」を義務付けている。

第4章 自己決定 ——対話がなければ未完成

　同時に、患者の自律性が優先されるとはいえ、決して患者の要求が無制限に認められるわけではない。患者は、いかなる医療行為も例外なく拒否することができるが、逆に、医師が提供または指示した治療のみを要求することもできる。腹痛の原因が、胆道の疝痛であると固く信じている患者が、胆嚢を手術で取り除くこと（父親や弟に同じことが起こった）を自律的に医師に依頼したとしても（わたし自身そのようなケースを経験している！）、医師が胆嚢が原因ではないと確信している場合は、明らかな医学的適応が存在しないのであって、自律性を主張することはできない。さらに、公平性の側面、特に、資源が乏しい場合では、患者の自律性が制限されることがある。例えば、人工呼吸器に依存する自律した2人の患者が、人工呼吸器のあるたった1つの集中治療室のベッドを奪い合う場合では、医師は、一方の患者を優先して、他方の患者を犠牲にしなければならないという恐ろしいジレンマに直面することになるのである。

　以上に述べた標準的理解に対して、関係的自律性という言葉に集約される異議申し立てもできる。患者の適格義務を要求する評論家もいる。医師と患者が、健康上の目標や医療上の選択について共に話し合うことが、実際の自律的意思決定には欠かせない。専門家のなかには、患者の自律的な判断は自信のなさに基づくものであってはならず、自律には自分自

63

身の信頼性と能力が不可欠であると主張する人もいる。

　さまざまな哲学者や倫理学者が、わたしたちが「自己」と考えているものは、実は社会的な構成物、すなわち、社会的アイデンティティーの表現であると主張しているが、具体的には、医療行為の前に、患者の親族や友人を共同決定者に含めることが重要である。

　このような異議が、ミュンスター出身の生命倫理学者ベッティナ・シェーネ・ザイフェルトのような一流の生命倫理学者の意見であっても、自律とは本質的に何なのか、どのようにして生まれるのかについて考えるきっかけを与えてくれる。しかし、それらは、結局のところ、個人の権利が不可侵であるという標準的モデルを大幅に修正するには至っていない[6]。

　ジレンマは残されている。患者の自己決定を阻む最大の要因は病気そのものである[7]。希望や恐怖、症状や苦悩の状態によっては、患者自身が、本物の永続的な判断や意思を自分自身で作り上げることが困難であったり不可能であったりする場合があまりにも多く、特に、脳に影響を受けている場合には、介護者や親族は困惑するのである。健康であった頃の口頭での意思表示や継続的な意思能力がない場合には、事前医療指示書（リビング・ウイル）は存在しないので、推定意思（法的拘束力あり！）を決定しなければならない場合にはなおさらである。

最後に、稀ながら、日々の臨床のなかでわたしを困らせた問題について触れておきたい。患者のなかには、自己決定権を行使することを恐れ、自分で責任を取ることを敬遠し、何をするべきか、何を控えるべきかを患者以上に知っている医師に委ねることを好む人がいる。どのような治療や介入であっても、その説明のための話し合いを患者の側が望まないことが多く、時には、ぶっきらぼうに断られることさえある。わたしは、これに対しては断固として反対である。なぜならば、患者に対して責務があるのは医師だけではないからである。つまり、法的な義務ではないにしても、患者は、自分に課せられている自由という権利を背負っているのであり、自分自身の決定に責任を持つという道徳的な義務があるからである。そのためには、自分自身で、主治医、親族との対話を求めなければならない。そうすることによって初めて有意義な決断を下すことができるのである。

【わたしの結論】「正しく理解された自己決定は、患者との対話がなければ未完成である。人が自分の人生を終わらせようと真剣に考える時には、対話ほど重要なことはないのではないだろうか？ 対話には、医師が患者に対して共感的な態度をとることが前提条件である。自己決定や医療的な共感という言葉には、一体何が隠されているのであろうか？」これが次章の主題である。

第5章

共感
―― わたしは君になれるのか？

　共感を示すこと、共感に生きること。このことは、最重症で死に瀕した患者の治療に際してだけではなくて、すべての医師のDNAに刻まれるべきことではなかろうか？　共感とは、哲学者や芸術家だけではなく、神経生物学者やメンタルトレーナーをも惹きつけて魅了する捉えどころのない概念でもあり、何か不思議な雰囲気を漂わせている一種の流行語であり、温もりや他人への思い遣りを連想させる。しかし、医師と患者の関係以外でも、今日、インフレ的に使われているこの言葉の内容は、実際は、どのようなものであろうか？　アメリカの社会学者ジェレミー・リフキンは「共感的文明」が出現していると見ている[1]。その一方で、ベルリン自由大学の哲学者ヤン・スラビーは、共感とは他者の目を通して世界を見ること、他者が体験するように世界を体験することであり、非常に興味深いことには間違いはないが、共感的に視点を変えることは、基本的に不可能であると主張している[2]。アメリカの著名な心理学者ポール・ブルームは、共感とは「泳ぎ

66

去っていく直感」[3]と定義している。これは、医師と患者の関係においては、どのような意味を持っているのであろうか？

　共感とは、傾聴と理解を意味する言葉であって、親近感、傾聴能力、高揚感、つまり人間らしさを表している言葉である。現代社会は、危機、恐怖、自分の位置付けがわからなくなること、時間のプレッシャーといった特徴を持っており、この状況における共感には希少価値があるとしている。医療、特に、終末期医療においては、患者や親族がこれを見逃すことが辛くなるほど、あまりにも多く登場する概念であろう。その理由はさまざまであるが、そのなかでも特に嘆かわしいことは、医療への経済的倹約圧力の導入である。このことは確かに大きな意味を持っており、今日では、医師が医療について患者さんと詳しく話す時間はほとんど残されておらず、多くの医師が、書類整理人という自己理解で働いていることを考えれば、注意深くて共感的な医師は、巧みにその陰に隠されているのではなかろうか？　医療における共感の喪失が叫ばれている背景には、もっと深い原因がある。それは、対話とか注意を払う時間がないばかりか、共感が何を意味するのかを妨げる事柄があまりにも多いからである（このことについては後述する）。

　共感的理解とか感情移入能力は、相手の目を見て、相手の耳で聞いて、それを相手に伝えること、つまり、ミラーリン

グができることが必要である。オーストラリアの認知科学者カール・ロジャーズは、このような会話について、「わたしは、あなたかもしれない」というas-if特性を強調している。積極的に話を聞くというas-if特性（会話では厳守される）を、同情と混同してはならない。また、as-ifとは正反対である同一化とも混同してはならない。共感とは、他人の感情や考えを高く評価して承認することである。つまり、同情や哀れみと同様に、患者とは別の次元の話である。だからこそ、ロジャーズは、相手の情緒的価値を語るのではなく、相手の知覚的世界を語るのである[4]。一例を挙げておこう。

患者：「転移性乳がん」という診断を聞いて、わたしは心底怖くなりました。それは、青天の霹靂のように、わたしに襲いかかってきました……。

医師：あなたが健康な道を踏み外したことは、想像に難くありません。そういうことですよね？

患者：そうですか。あなたはそう言うのですね。わたしにはチャンスがあると思いますか？

医師：どうでしょうかね？　勇気を出してみてください。わたしは、あなたのために最善を尽くします。あなたの担当の腫瘍医も対策を待っていないわけではありません。

患者：あなたは、わたしが困難な治療に耐え抜けるほど強い

第5章　共感　——わたしは君になれるのか？

　　　　と、本当に思っているのですか？

医師：わたしの印象では、あなたは……多分そう簡単に諦める人ではありません。自分でもそう思っているのでは？

患者：あなたが、わたしのことをそんな風に思っているなんて信じられません。あなたは、わたしの腫瘍医が化学療法を勧めているように、明日からでも始めた方がよいと思っていますか？

医師：早ければ早いほどよいと思います。あなたは、自分と医療の力を信頼していますか？　あなたと同じような状況の女性は、何年も生き延びることができるでしょう。

患者：それで安心しました。でも、もう一つお願いがあります。わたしがそんなこと聞いてよいのかわかりませんが……。

医師：どうぞ！　思いついたことは何でも質問してください。

患者：もし、何かの拍子で病魔が襲ってきたら、わたしは母の病気で経験済みなのですが、母は良い治療を受けたにもかかわらず、とても苦しんでいました。わたしがそんな目にあったら、自分の命を削るのを手伝ってもらえないでしょうか？　わたしが言っていることは、つまり、早めに自分の命を終わらせたいという意味なのですが……。

医師：ご質問の内容はよくわかりました。わたしは、あなた

69

の傍にいます。これからも傍にいます。でも、今は、その話をするタイミングではないと思うのですが……。あなたはどう思いますか？

患者：気持ちが軽くなりました。おっしゃる通りです。ありがとうございます。明日から化学療法を始めます。

　この会話が示していることは、患者である自分が受け入れられて、理解され、大切にされていると感じていることである。患者にとってのミラーリングとは、パートナーシップ、励まし、寛容を経験し、自己を振り返る動機づけをすることである。医師にとってミラーリングとは、患者を中心とした明確な会話のかたちである。つまり、相手との親密さと距離のバランスを取ることである。ミラーリングは、医師が患者の話を積極的に聞いて「一緒にいる」ことを患者に伝える最も効果的な方法なのである。

「誰かと一緒」であること。哲学者であり精神科医でもあったカール・ヤスパースの言葉で、わたしのこころに刻印を押した「医師としての自己理解を形成する言葉」を紹介しておきたい。彼は、自身が1965年に刊行した『希望と不安』のなかで「人間共同体の助け人、苦しみの伴侶」について述べている[5]。運命の伴侶としての医師!? この言葉は、今となっては古臭いと笑う人もいるかもしれないが、現在の多くの医師

は、病気のメカニズムを可視化して治療を可能にするために、いわば、病気のプロセスから病人を引き離して解体する作業をするだけの医師に変貌しているのである。こうなってからすでに久しいのではないだろうか？「患者を括弧に入れて、初めて医療行為が可能になる」[6]とは、アメリカの医師マイケル・スタインが著書"The Lonely Patient"のなかで、現代医療を批判的に要約した言葉である。

　将来の医師は、医療アルゴリズム（処理手順）の唯一の実行者となっており、その結果、医師と患者の間のコミュニケーションは、ますます遠くなっているのではないだろうか？　そして、これこそが、わたしたちが、親族や友人と並んで、特に、重い病気や障害あるいは死に逝く間際の孤独や絶望のなかで伴侶となって共感してくれる医師を望む理由ではないだろうか？

　医師がそのような姿勢を取ることは、必ずしも容易ではない。そのためには、前提条件が必要である。医師は、しばしばこれを叶えていないか、部分的にしか叶えていない。そこには医師の職業に対する基本的な倫理観と、社会貢献に対する個人的な関心がかかわっている。感情的になっただけでは、それに対処する準備ができているとは言えない。医師には、患者との関係の質がいかなるものであるのかを認識し、内省を通じてそれに影響を与える能力があるかどうかが問われて

いるのである。現在の多くの医師は、大学教育で学んだある種の平静で無関心な態度で患者と接する方が楽だと思っているのであろう。

医学生の多くは、勉強を始めた当初は、モチベーションが高く、患者さんの役に立ちたいという純粋な共感の波に動かされているが、大学での勉強は、科学的思考、公平性、対象である患者との距離感を重視している。その教育と学習内容は、解剖学的、病態生理学的、生化学的、生物情報学的な事実とプロセスの習得に重点が置かれており、解剖学や病理学では、死んだ人体、つまり、文句も言わなければ話も聞いてくれない受動的な患者に専念するのである。従って、病気のイメージや数字として見えてくる構造やプロセスは、必然的に苦しんでいる病人である患者さんその人ではあり得ないのである。

教育の時期に、医師が本来持っている共感的な衝動から離れていき、本人の気持ちから疎外され硬直化された感情の種がすでに蒔かれており、イメージと数字の力、耳よりも目の優位性は、医師としてのキャリアを重ねるなかで、より強固なものとなっていくのである。なぜなら、映像（超音波検査やコンピュータ断層撮影など）と数値（検査値など）がなければ、今の医療は成り立たなくなっているからである。

その後、診療所や病棟の日常業務で、ほとんどの医師は「症

例」の話をしている。診断書や医師が書く手紙も、客観的で非人間的で、画像、データの曲線、数字が病気を証明しているだけではなく、医師さえもそのなかで病気を実感し経験しているのである。そして、そこで見たもの測ったものは、患者から伝わってきた話し言葉とは異質であり、より高い重みを持っているとされているのである（医師は、患者の話を平均18秒間だけ聞いて、その後は中断している！）。患者の話を聞こうとすれば、多くの場合で時間がかかり過ぎるのである。目は耳よりも速く効率的に働くからである。今日の病院業務では効率こそが重要なのである！

　科学が支配する学問と技術志向は、資本主義的な医療全般のなかにあって、医師の共感能力は失われているように見える。それでは、どうすれば共感力を取り戻せるのであろうか？この問いは重要である。共感力を教えることはできないのであろうか？　共感能力は学べないのであろうか？　それは才能なのであろうか？　直感的能力なのであろうか!?[7]

　わたしたちの脳は、幼少期にその構造とシナプスの大部分が形成されているが、研究によって、認知や感情は、その後も新しい神経接合によって、よりゆっくりではあっても進化しているのである。偉人な患者は、その病気について生き生きと語っており、人間の生活や運命を数え切れないほど豊かに感情表出しているのである。

ドイツではまだ広がっていないが、アングロサクソン系の国ぐにで開発されて大きな反響を呼んでいるアプローチが、ここでも役に立つと思われる。それは、全人格的な医療への回帰と再生を目指しており「メディカル・ヒューマニティー」という言葉が使われている。学際的な教育研究体制としての医療人文科学は、次のことを訴えている。医療人文科学は、学際的な教育研究体制として医学の人文学への開放を訴え、医学研究のなかにも人文学を根付かせることを強く求めている。この文脈での医療人文科学は、文学、特に、病理学的テキスト、すなわち、病気とその固有の苦しみを扱うテキストの導入に大きな価値を置いているのである[8]。

　文学と医学、この2つの考え方や仕事の進め方には一見何の関係もないように思われるが、病気の痛みや、傷つきやすさや、その有限性は、常に医学と文学の対象であった。この2つの知識体系は、人間に対して異なるアプローチを用いている。医学は、英語のdisease（病気）を客観化し標準化しようと努めている。現在よくいわれているEvidence-Based Medicine（証拠に基づいた医学）である。少なくとも傾向としては、病人を一つのモデルとして距離を置いて見ており、病人その人のことではない。それに対して、文学は、病気の経験、その苦しみの独自性、自分の人生において自分が疎外されていることを表現しようとしている。アイデンティティーの問

題、個人的ショック、恐れや希望、つまり、物語に基づいた医療という意味で、病気の主観的な次元が問題の前面に出てくるのである。そして、これは、もちろん文学的なテキストにだけ当てはまるのではなく、むしろ、特に医師と自分自身と自分の病気について話をしているすべての病人に当てはまる事柄である。

　たとえ言語が違っても、両者の間には内なる統一性があって補完し合うものがある。つまり、病気や苦しみを克服することであれ、治癒であれ、慢性的な病気と共存することであれ、最終的には見事な死を迎えることであれ、さらに、自ら上手に命を絶つことを受け入れることであれ、それがどのような意味であっても、お互いに補完し合うものがあることには異論はないであろう。

　自伝、エッセイ、フィクションに、自分自身、あるいは共同体で体験した病気をテーマとして、その精神構造、感情構造を読者に明らかに描写することに身を捧げている数多くの現代作家がいる。ここでは、そのうちのいくつかの例を挙げておきたい。

　2013年に頭を撃って自殺したウォルフガング・ヘルンドルノは、彼のブログ「仕事と構造」で、何度も手術をした脳腫瘍に立ち向かった勇気あるドキュメントを発表している。その文章は、立法者や医療関係者に、絶望的な重病患者に対し

て自死薬を差し控えないように訴えている[9]。ピーター・エステルハージーの『膵臓日記』を読めば、ある評論家が論評したように、致命的な腫瘍にもかかわらず、彼の「存在論的な明るさ」が表現されていることがわかる[10]。1978年、スーザン・ソンタグは、メタファーとしての病気について素晴らしいエッセイを発表している[11]。ジョン・アップダイクは『休息中のうさぎ』のなかで、心臓発作の悲惨な痛みや、乾癬を患う恋人がいることの意味を冷静に読者に体験させてくれる[12]。アルノ・ガイガーは、彼の著書『追放された王様』のなかで、父親の認知症を辿ってその本質を明らかにしており、どんな精神医学の報告書やガイドブックよりも病気とその対処法について詳しく述べている[13]。

　患者や医師が、何十年も前から繰り返し訴えてきた人の姿をした医療、芸術としての文学は、医療に貢献できるのであろうか？　治すことができるのであろうか？　後者は、確かに貢献できるであろう。これらの著作は、一種の内的な臍の緒として医師の道徳的、感情的な教育や訓練、苦悩や対人関係についての考察に貢献することができるだけではなく、その行動に影響を与えることもできる。医師が病人を主観的に捉えることによって、医師と患者の関係もうまくいくであろう。

　共感は、プラシーボ効果に似ている。すべてが幻想なのかもしれない。それは、わたしたちが認識する病人が、単なる

第5章　共感 ——わたしは君になれるのか？

イメージ以上のものであることを物語っている。そうではなくて「わたしはあなたになれるかもしれない」という実感は、同時に心の動きや感情を呼び起こして、助けたいという衝動を引き起こすのである。共感は、ヒューマニズムにコミットした医師のすべての資質の基礎となるだけではない。共感することで患者のモチベーションは高くなり、患者の資質を解放し、治療の遵守に耳を傾け、患者の個人的責任と自己決定の強化に貢献するのである。このことは極めて重要である。共感は、このように治療の成功の中心的な要因であり、測定も可能であることが多くの研究で証明されている。医学の勉強の一環として行われるようになった「共感ゼミナール」が、最近人気を集めているのは、そのためだと考えらる。

　セミナーの焦点の一つは、2000年にアメリカの腫瘍学会が開発した「SPIKESスキーム」である。SPIKESのSはSetting（場の設定）、PはPerception（病状認識）、IはInvitation（患者からの招待）、KはKnowledge（情報の共有）、EはEmotion（感情への対応）、SはStrategy/Summary（戦略/要約）である。SPIKESは、研修医が、適切な環境のなかで、生命を脅かす病気の診断を患者さんに徐々に伝達できるようにすることを目的としている。目の高さを合わせて患者と接し、患者の理解度を念頭に置き、患者の感情を汲み取り、患者の人生の残り時間を一緒に考える視点を養うのである。

77

悪いニュースの伝達が、いまだにルール化されておらず、医療の裁量に任されており、非常に粗雑な表現になることを避けるためには、このようなセミナーを再評価することが必要不可欠である。例えば、わたしが医療助手を務めていた頃、ある先輩医師が、回診中の患者さんのベッドサイドで、次のようなことを言ったのである。

「……Kさん、自分が『がん』を患っていることは、もうおわかりでしょうね!?」

　Kさんは、まだ自分の病気のことを知らされていなかったのでパニックに陥った。医師は、その患者さんに鎮静剤を急速に投与して半ば強制的に鎮静させる必要に迫られたのであった。

「共感」（技術ではなくて態度）は、患者が病気に対処するのに役立つだけではない。また、医師にとっては自分自身や自分の気持ちと向き合いながら、専門家として対処することにもつながっている。従って、将来の医師を育成する上で、共感的態度の実践を、学業中の早い段階から始めることは非常に重要なのである。"Use it or lose it."ではなかろうか？　デカルト哲学「われ思う、ゆえに我あり（cogito ergo sum）」の合理主義的人間観は、科学に基づいており、生物学的にも切り詰められた医学の人間観を形成している。今日では、かつてないほど「われ感ず、ゆえに我あり（sentio ergo sum）」の意

第5章　共感 ——わたしは君になれるのか？

味での改訂と拡大が必要である[14]。患者さんに共感的に向き合える医師でなければ、苦しんでいる病人が、その医師に期待を寄せることはないであろう。すなわち、友人になること、あるいは、ヤスパースが言うところの、特に、人生の終末期において「運命の伴侶」になることが重要なのである。

　重病人や瀕死の患者さんから自死幇助の依頼を受けた場合、医師はどこまで共感を許してよいのであろうか？　この問いは、医師個人の倫理的座標軸にかかわるもので、それに答えることは、自死幇助が医療行為になり得るのかという疑問を提起することになるのである。この問題については次章で取り上げたい。

第6章
人道的医療安楽死は、医師の使命なのか？

「……わたしには、命に対する義務がある。もう死なせてほしいと言われても、わたしとは何のかかわりもない！ そのような患者には、迷わず精神科に行ってもらうか他の病院を紹介する」

　ある婦人科医が、長年治療をしてきた「卵巣がん」の患者にこのように話した。そう言い放った医師は、安楽死を望んでいる患者さんとの話し合いについて、わたしが同僚と交わしていた会話を聞いていた婦人科の医師であった。この婦人科医の態度は、大多数の医師が示す態度であろう。医療過誤は別として、医師にとって、医療的安楽死ほど怖いものはないばかりか、これほど恥ずべきこともないのである。多くの医師は、安楽死願望を持っている重病人が、相談や助けを求めている場合ほど、激しく患者を拒絶することはないのである。たとえ、こころのなかでは、患者の思い通りにしてあげたいという一定の理解や暗黙の了解を持っている医師がいたとしても、倫理的な抵抗や、同僚や診療所のスタッフ、患者

の親族から訴追された場合には、最終的には刑法に触れる恐れの方が強いからである。従って、そもそも、自死幇助などは、ほとんどないのが現状である！ 患者さんが、自分の絶望的な状況について医師と秘密裏に話し合いたいと希望するだけで、ほとんどの場合、結果がどうであれ、医師がそのような要求を拒否するには十分な理由がある。さもなければ「ヒューマニスト協会」や「人間的な死の協会」、スイスやドイツのいわゆる「安楽死協会」といった非医療機関が、安楽死を考えているほど重症の患者さんのために、これほど忙殺される理由は、一体全体どこにあるのであろうか？

　伝統的な医師の倫理的自己理解には、現在でも「ヒポクラテスの誓い」の影響を受けている側面があるが、現在では、この誓いを信じている医師はほとんどいない。法律的にも意味はなく、すでに歴史的な興味しかない。何十年も前から、新しい医療技術革新と多元的な倫理観（例えば、中絶医療や生殖医療）によって特徴付けられてきた現代医療において、今や「ヒポクラテスの誓い」は、多くの差し迫った問題の解決の方向付けには，ほとんど何の寄与もしていない。しかしながら、この誓いには、現在でも医師を縛る重要な核となる「人間性」が含まれているので、すべての医師は、職業規範として常にこの考え方に縛られてきた。2002年以来、世界的に施行されている「医師の倫理憲章」では、人間性という言葉

81

は「ヒポクラテスの誓い」の一部を継承しているが、今日すべての医師を拘束しているのは、患者の福祉と自律性の尊重である。

患者の最善の利益は、最終的には、患者の意思すなわち自己決定に委ねられており、これを具体的に決めておかなければならない。患者と医師が、対話を通じてお互いに合意することによってかたち作られる医療こそが、理想的な医療の姿である。医師によって行われる診断および治療や処置のうち、自分が同意するものと自分が同意しないもの、または、明確に否定するものを自分で具体的に決めておくことが重要である（第4章参照）。患者の意思を無視して患者の幸福を追求することなど、考えられるのであろうか？　このことが問われねばならない。ただし、急病の場合、突然の意識消失、精神疾患などの理由で、患者が同意できない場合はその限りではない。（インフォームド・コンセントに基づく）「患者の自己決定」の原則は、それが表面的であって、その実行可能性に対する疑念がある場合においてさえ、医師と患者の関係の倫理的法的基礎である。

自らの終末期の処し方にかかわる自己決定権をドイツ連邦共和国がどの程度まで解釈できるのか解釈しているのかについては、2020年2月にドイツ連邦憲法裁判所が全会一致で下した判決に示されている。ドイツ連邦憲法裁判所は、2015年

にドイツ連邦議会が定めた「業としての自死幇助」を処罰の対象とした新しいドイツ刑法217条は無効であると決定した。ドイツ憲法（基本法）第2条1項と第1条1項の併用によって、人格の自由な展開が保障されていることは当然のことであると認識したからである。このことは、すべての市民が、年齢や病気（！）に関係なく、基本的には、自分の手で自分の人生を終わらせるための一定の条件を満たせば、医療（その他）の助けを求める権利があることを意味している。裁判所によれば、1人の医師が何人もの安楽死にかかわる義務を負うことはできないとしている。

　ドイツ通常裁判所のそれ以前の判決では、「自己決定」がどれほど高く評価されていても、原則的には、生命の保護に劣ることをすでに明確にしていた。自己決定は、人間の尊厳の核心であってドイツ憲法はそれを保障しているが、定義まではしていない。なぜなら、基本的権利の担い手であるそれぞれの人間だけが、何が自分の尊厳を構成しており、どの程度まで自分の生命と体の完全性が保障されるかを決定する権限を持っているからである。「個人の自由は、まさに個人が自分の人生設計とその完結（人生の終わりを含む）を自己決定することにある」[1]のである。この自由の行使と実践は、世俗的な憲法秩序によって容認されているだけではなく、この自由を効果的に可能にしなければならないのであり、それ以上で

もそれ以下でもない。特に、絶望的な病気において、もっとも正当化され得る「自死の意思」に道を開くためにもっとも適した手段や方法を持っているのが医療関係者である。

　その背景には「ヒポクラテスの誓い」にある「……わたしは誰にも猛毒を与えない」という禁止事項があるが、今日では、それに対しても新しく光が当てられている。医学の課題は、常に、一方では延命と健康維持のための治療手段や技術を提供することであり、他方では、病気と死の不可避性に対処するために緩和医療を提供することである。この2つの治療法は、最近になって初めて認められた。思い起こせば、20世紀初頭までの医学は、ほとんどが緩和的な処置に限られていたが、19世紀半ばになって、医学が呪術的な考えから脱却し、科学的な根拠に基づいて病気を治療するシステムを確立してからは、病気を効果的に治療したり命を延ばしたりすることができるようになった。このような医学の進歩は、ますます延命治療を目指すようになり、病人の苦しみに対して、それにふさわしい注意と配慮に目を向けることはなかった。意味のある延命とされていた事柄は、実際には、苦しみだけではなく死ぬことさえも遅らせる延命へと変質していったのである。

　幸いなことに、この20年間で、緩和医療の重要性はかなり増加したが、いまだに父権的で威圧的な医療が多く、延命自

第6章　人道的医療安楽死は、医師の使命なのか？

体が目的になっているとの恐怖心が広がっているといっても
過言ではないであろう。今日では、医師には、患者と同じ目
の高さでの関係が求められているのである。この要望は、2009
年に立法化された「リビング・ウイル法」に初めて意義深く
明記されている。さらに加えて、現代の絶望的な病人のなか
には、追体験できるならば、医師に「死ぬ過程を助けてほし
い」というだけではなく、「死ぬこと自体を助けてほしい」と
考えている患者さんが少なからず存在しているのである。

　最も深刻で、特に、絶望的な病気では、人間の苦しむ能力
と苦しみへの心構えに極度の負担がかかっており、最終的に
は、人間をぼろぼろに疲れさせるまで過大な要求をしてしま
うことがある。その患者は、病気と苦しみによって耐え難い
絶望的な状況に追い込まれてしまうのである。現代の医療は、
もはや死を待つのが当然と思えるような終わり方を要求して
いるようにさえ見えることがある。最高の社会保障、包括的
な緩和医療、ホスピスケアの提供やその可能性があっても、
最重症の病人が、自らの苦しみを終わらせるという決断をす
ることは、もはや不可能なのである。緩和医療やホスピスケ
アを望まないで、人生の終わりを迎える時期、場所、状況を
自分で決めたいと考えている重病人も存在している。ここ数
十年の医学は、そのあらゆる成果に加えて、医学がなければ
決して陥ることのなかった絶望的な病気や、最も重い障害に

85

苦しむ絶望感だけではなくて、恐ろしくて残酷な生き様を強制している場合があり、場合によっては、さらに悪い方向に向かっているのである。このなかには、例えば、多かれ少なかれ永続的に集中治療が必要な患者が含まれている。具体的には、例えば「筋萎縮性側索硬化症（ALS）」（付論(4)参照）の患者、高位対麻痺となった患者、いわゆる「ロックド・イン症候群」の患者、意識を保ったままで筋肉一つ動かすことができない状態で人工呼吸で生かされている患者など重度の神経障害を持っている人びとである。

このような極限的苦痛状態を前にして、逆説的には善意の治療の結果であるとしても、「医師は生命の弁護士である」と主張することは、月並みに過ぎないばかりか、この状態を終わらせるための援助を切望している患者の苦痛を正当に評価していないと言わざるを得ない。あまりにも無責任ではないか？　自死幇助を望む患者を前にした時、医師はその苦しみの真偽を確信しなければならないのであって、それを評価するのが医師の役目である。

このような状況にある患者のほとんどは、自分の体を動かすことさえできず、ましてや、自死を実行することなどは不可能である。この事実を別にすれば、患者側から自死を求められることはまずないと言ってよい。その死への意思は、主に緩和ケアによって鎮静を行うことができるし、必要とあれ

ば、生命維持治療（人工呼吸、透析など）を中止することもできる。ただし、その死が責任を伴った自由意思によって熟考されており、その意思が持続可能であることが常に前提として遵守されるべきである。その処置は、緩和医療の標準に則っており、倫理的にまったく問題のない処置でなければならない。

人工呼吸器による永久人工換気を必要とするような重病患者であっても、自分の運命を受け入れる意思と能力のある人が実際に存在している。しかしながら、すべての病人に、人生の意味の源泉に向けて新境地を切り開くことや、降りかかる衝撃に耐えるエネルギーを動員することは期待できないであろう。

精神科医で哲学者のカール・ヤスパースほど、自死を決意した絶望的な病人の実存的苦悩を力強く表現した人は他にはいない。ヤスパースは「治る見込みのない肉体的な病気があって、いかなる手段も功なく、同時に峻厳な孤立が押し寄せてくるならば、頭脳明晰なまま虚無主義に陥らないで過ごすことはもはや不可能であり、現存在のみならず、まだ残されているものさえ否定されるのである。この状態は、生き続ける義務の限界状況である。自己形成プロセスを辿ることはもはや不可能であり、肉体的苦悩とこの世の要請はすべて無に帰しており、もはや自分らしく生き続けることは不可能である。

毅然たる態度が途絶えたわけではないにせよ、肉体的な可能性は消え失せており、自分の存在を支えてくれる人がこの世に誰もいないならば、……たとえ、真っ当なコミュニケーションを取ることができても、それにもかかわらず、否、それがゆえに、この最も深刻な苦悩に対して終止符を打つことができるのである」[2]と述べている。

　ヤスパースの言葉は、重病人が自死を選択するような絶望的な内面世界の本質を映し出している。わたしは、さらに平和的かつ人道的な方法で、医療的自死幇助を必然的なものにすることを付け加えたいと考えている。それを原則的に拒否することは、わたしの医学的自己理解から考えれば、非人道的な行為である。この考えは、すべての医師に対して拘束力を持った職業上の法律と倫理の策定を主張するような医師の職業規範とは異なっている。次章では、自死幇助に関して医療倫理綱領と職業規範の理解を深めようとする読者に対して、この40年間にこれらの事柄がどのようにして倫理綱領に反映されてきたかを説明したい。

付論（2）
自死薬「ナトリウム・ペントバルビタール」：
その使用禁止令

　ナトリウム・ペントバルビタールは、19世紀末にバイエル社とメルク社によって開発され、悪名高い「ベロナール」として広く使用されていたバルビツール酸系に属する睡眠薬である。バルビツール酸系睡眠薬は、いずれも強い精神安定作用と戦闘抑制作用があり、さらに、依存性が高いという特徴を備えている。

　ナトリウム・ペントバルビタールは、1960年代以降、販売・流通が可能な医薬品として、麻薬取締法別表第3に収載されている。当時は、人間の医療では処方も使用もできず、動物の医療でのみ使用が可能であった。これは、必要な時に動物を眠らせるための唯一の適切で安全で合併症のない手段であると考えられていた。

　ナトリウム・ペントバルビタールは、あらゆる自死薬のなかで最も適切な薬物であることに間違いはない。最大限の安全性を備え、追加の薬剤を必要とせず、経口摂取が可能で、少量の溶液で済み、呼吸停止とそれに伴う心血管系の停止による死が、深い無意識のうちに速やかに穏やかに（通常30〜60分後）起こるのである。

一方、スイスでは、ナトリウム・ペントバルビタールは、安楽死（自死幇助）の手段として、自由に用いることができる。ルドヴィッヒ・ミネリ氏のディグニタス「DIGNITAS」（訳者注：スイスの安楽死協会の名称、実際に、医師と看護師により自死を幇助するスイスの団体名である。医師が作成した診療録をスイスの裁判所が許可した場合に、対象者に自死幇助を提供する。国外居住者を受け入れている自死幇助団体では最も規模が大きい）は、ベルリンのターゲス・シュピーゲル誌が行った2008年3月29日号のインタビューで、胃の先天異常の結果と思われる死闘が何時間も続いた1例について報告しているが、この薬が使われた840例のなかの例外的な出来事は、この1件だけであったそうである。

　2017年3月、ドイツ連邦行政裁判所は、首から下が麻痺した患者の夫の訴えを受けて、極めて例外的な状況にある重病人が対象者の適切な手段で自死する権利を否定してはならないとする判決を下している。確かに、麻薬取締法（補遺Ⅲ参照）では、致死性薬物の取得は、原則として禁止されているが、特に、終末期の患者で、緩和医療の代替手段がない場合では、例外的に自己決定権が認められている。しかしながら、ドイツ連邦医薬品医療機器研究所（BfArM）は、麻痺した患者の夫の要求に応じなかった。そこで、この論争となっている問題点を明らかにするために、専門家の意見を求めることになったが、そのなかで、元憲法判事のウド・デ・ファビオ

氏は「個人の自由な意思決定は、個人を法制度の中心に据える社会では、例外的に高い重みを持っており、そこには自死する権利も含まれる」という結論を出したのであるが、個人の自己決定権は絶対的に有効であるという主張にはつながらず、結果的には、国家が高度に個人的な決定に参加する義務を負うことになったのである。さらに、デ・ファビオ氏は、麻酔薬取締法で定められている国民の医療という法的目的のために、致死的な薬物が含まれることはあり得ないとした。国家は、自らを自死幇助者にしてはならないし、自死の下働きをする者にもしてはならないのである[3]。

　そこで、デ・ファビオ氏は、憲法上の重大な懸念があるためとして、連邦憲法裁判所で、この問題が明確になるまでドイツ連邦医薬品医療機器研究所の上司である担当の保健大臣（イェンス・シュパーン氏）に「不使用公布」[4]を勧告した。2020年2月26日の連邦憲法裁判所の判決は、第三者による自死幇助を認めただけではなく、適切な人間的手段の使用を促している。一方、200人以上の重篤な患者がドイツ連邦医薬品医療機器研究所に自死目的で麻酔薬のナトリウム・ペントバルビタールを要求して申請したが、申請者はひとり残らず却下されている。デ・ファビオ氏の専門家としての鑑定や、それに基づく「不使用公布」と矛盾しているにもかかわらず、却下されているのである。

マインツを拠点とするフリードヘルム・フーフェン教授は、この問題に関して「……憲法の観点からは、この判決（筆者注：連邦行政裁判所の判決）が、国家そのものを、自死幇助者、さらには、自死の手引き者をする者にするという議論は成り立たない」と記している。裁判所は「自己決定による死という基本的権利の防衛的側面を、自死幇助への参加権に転化するようなことは一切していない。基本的権利の教条主義的な観点からは、むしろ正反対である。ドイツ麻酔薬法の第3章および第5章は、許可制限付きの（抑圧的な）禁止を定めており、これによって、市民が痛みを感じなくする薬を利用する権利が侵害されているのである。従って、ドイツ連邦医薬品医療機器研究所による許可申請の拒否は、法的な正当性を必要とする介入であって、サービス提供の拒否ではない。正当性を必要とするのは、個人の希望ではなくて、これを禁止する方である」[5]。

ハンブルクの刑事弁護士であるラインハルト・メルケル教授は、別の観点から連邦医薬品医療機器研究所が致死性麻酔薬の処方を拒否していることを批判している。すなわち、法律の目的である医療に殺傷目的が含まれることはあり得ないというデ・ファビオの主張は、法制度の他の部分で決定的に反論されており、刑法218条a項では、連邦憲法裁判所が違法と認定した中絶であっても、医師は中絶を行う義務があると

規定している。1993年の関連決定では、このような中絶を主務とする医療施設を全面的に保証することは国家の課題であるとしている。これでは医療とはいえないのではないだろうか？　妊娠50日目までの中絶を可能にする避妊薬ミフェジンについては、立法者が医薬品法第47条a項、つまり、医療に関する法律で特別な流通経路を規定している。この製剤は、メーカーから中絶手術を行う施設宛てに直接供給されている。これは自死ではなく、第三者である望まれない胚を殺すことであり、連邦憲法裁判所によれば、基本的な権利として保護されている人間のことである[6]。

　この政令は、自死のための麻酔薬入手にとっては、乗り越えられないハードルを設定しており、最重症の自死志願者は諦めて挫折することになるに違いない。わたしに言わせれば、この政令が示している態度は、冷笑的としか言いようがないのである。

第7章
医療法・医師の職業規範と自死幇助

医療倫理従事者の行動規範と医療倫理について

　歴史的な興味しかない「ヒポクラテスの誓い」は別として、新しい医療従事者の倫理的行動規範が策定されたのは、意外なことにごく最近のことである。1889年にドイツ医学会で初めて採択された職業行動規範は、医師同士の行動を規制して、特に、医師の内部競争の行き過ぎを抑制することを目的とした規格に、ほぼ一義的にかかわっていた[1]。1979年までは、広い意味での死亡幇助は、医療倫理規定や職業倫理の問題にはなっていなかった。

　1926年に制定されたドイツ人医師職務規範では「ドイツ人医師は、ドイツ国民の福祉と保健サービスに奉仕しなければならない」と明記されており、単なる金儲けが目的ではないことが明言されていた。さらに医師は、良心的にその職能を発揮して芽生えた生命を保存しなければならないとも記されていた[2]。人間、特に、子供や法的能力のない人に対する虐待行為は、すでに1900年にプロイセン文化大臣の法令で禁止さ

れていたが、1931年には帝国保健省によって新しい治療法の実施と人間に対する科学実験のためのガイドラインが作成されていたことも事実である。これらのガイドラインは、医師の義務ではないが、異常で倒錯しており、1933年以降では、いわゆる安楽死宣伝活動が行われて、病人や障害者が殺されたので、そのことが裏付けられたのである。ナチスの強制収容所では、医師が、研究目的のために収容者に対して残酷な虐待を行っており、収容者が死ぬことさえ稀ではなかった。1937年に、帝国医師団団長（Reichsärzteführer）が出した職業規範では、医療従事者は、国家社会主義の世界観と健康管理に従って職務を遂行し、ドイツ国民の遺伝的体質と人種保存とその高揚のために働くことが義務付けられていた。とりわけ、「健全な国民感情」を医師の守秘義務から除外することを規定した文言が盛り込まれていたのである[3]。

　第二次世界大戦が終わり、1949年にドイツ連邦共和国が確立したドイツ連邦共和国憲法（基本法）は、連合国の決定的な影響のもとに起草され、医療制度の再編成においても連邦各州に広範な権限が割り当てられていた。1947年に設立された西ドイツ州医師会の作業部会は、1955年以降はドイツ連邦医師会の名前で活動していたが、医師が要求した全国的なドイツ医師法典は実現しなかった。それ以来、その主な任務の一つは、個々の州における職業規範を可能な限り標準化する

ために、いわゆる職業行動規範モデルを作成することであった。この規範は、各州の保健大臣の監督下で、それぞれの州医師会によって将来的には統一規格となる可能性を込めて作成されており、拘束力を持っている。

1950年の第53回ドイツ医学会においては、1937年の国家社会主義的影響下にあった職業規範が排除され、ミュンスターで開催された1956年の第59回ドイツ医学会では、ドイツ人医師の職業規範が策定され、各州医師会の職業規範に大きな影響を与えることになった。その結果、各州の医療法が強力に標準化され、その後何度も補足され再考されて現在に至っている[4]。

1994年、ドイツ医師会は、医学の進歩、特に、それに伴う医療倫理の課題を考慮して、独立した学際的機関「ドイツ医師会医療倫理原則保全中央委員会」を設立し、専門家としての行動規範に加えて、ガイドラインや勧告を策定している。

1979年以降における死への寄り添いと医師による
自死幇助に関するドイツ医師会の公式発表

国家社会主義者の安楽死犯罪との距離が離れていき、集中治療医学（蘇生、人工呼吸などの機器医療）の可能性がより強力になるにつれて、医学界では医療的死亡幇助の事例がいくつか華々しく描かれた（オランダのポストマ・ファン・

ボーベン〔1973 年〕、ユリウス・ハッケタール〔1985 年〕）。このことから始まって、市民と医学界の両方で、重病人や死に逝く人の治療に関する幅広い議論が徐々に進んでいった。当然ながら、議論の中心は医師であり、医師への圧力も大きくなり、もはや、死亡幇助はタブーではなく、医療の使命の文脈で初めて議論されるようになったのである。そのため、医療関係者は、終末期の患者との対応や、終末期の患者と話し合いを行って説明する必要が出てきたのである。これは、1956年以来、策定と改訂を繰り返してきた医師の職業規範や、医師はどのように終末期の患者に寄り添えばよいのかについてのガイドラインに反映されている。

　いくつかの事情から、医療従事者の行動規範や死への援助、さらには、自死幇助に関するガイドラインを何度も改定する必要があった。1980 年代以降、ドイツ連邦共和国では、治療の中止や終末期の人工栄養の問題について、いくつかのドイツ通常裁判所判決が下された。そして、患者の自己決定権を次々と強化して、これを医療の指針として宣言したのである。緩和ケアは、誰もが歓迎して求める大きなうねりへと変化していった。その一方で、医師が、患者の意思を前提にして死へのプロセスに積極的に介入することが可能なのか、もし可能であれば、どのような方法で介入するのかについては、医学界でもまだ意見がわかれているが、積極的に介入すること

97

が可能であるとする考え方は、ある条件下では、社会の大多数がこれを支持していることに間違いはないのである。

　1975年、スイスのチューリッヒ・トリエムリ病院の医長であったヘムメルリ教授が、昏睡状態の患者の治療に当たって、水分摂取のみ（カロリーなし！）としたために職務停止となり、その後、一時期逮捕されたが、最終的には復職している。この事件がきっかけとなって、スイスでは、1977年にスイス医学アカデミーが「死に逝く患者のためのガイドライン」という文書を作成した。この文書は、終末期の患者に対する倫理的および法的な対応方法を医療関係者に初めて示したもので、国境を越えて大きな意義を持つことになったのである。このガイドラインは、消極的死亡幇助は認めているが、積極的死亡幇助は禁止しており、1977年におけるスイスのガイドラインでは考慮されていない（付論（1）参照）。

　1979年、ドイツ連邦医学会は、スイスのガイドラインに忠実に従い、その死亡幇助ガイドラインで、初めて死に逝く者としての患者さんをはっきりと取り上げ、消極的死亡幇助を認めたのである。生命維持手段（投薬や人工呼吸など）は中止する、ただし、終末期の患者の場合、すなわち、死期が迫っている場合のみとするとしている。残された生命を人工的に短縮すること、すなわち、積極的死亡幇助は禁止されているが、1979年のガイドラインには、自死幇助に関する記述はな

98

い[5]。

1993年には、ガイドラインの書き換えがあった。積極的死亡幇助と消極的死亡幇助に関する声明は変更されなかったが、間接的死亡幇助に関する新しいパラグラフが導入された。終末期患者の場合、苦痛緩和が第一の目的であれば、（予期せぬ副作用としての）生命の短縮を受け入れることも可能であるが、その一方で、このガイドラインは、医師による自死幇助については、医師が自死に関与することは相応しくないとコメントしている[6]。

1998年になってガイドラインは再び修正された。それは、ドイツ連邦司法裁判所のいわゆるケンプテン判決を取り入れる必要があったからである。それによれば、死に至る過程がまだ始まっていなくても、治療中止の意思決定ができない患者の場合でも、推定意思にふさわしい場合であれば、消極的死亡幇助が許されることになったのである。従って「延命措置は、患者の意思に従って、行わないことも、継続しないことも可能であり、意識のない患者の場合は、患者の推定意思を決定するために、通常、世話人の任命が必要になるとされた。積極的死亡幇助は、依然として禁止されており「医師が自死に関与することは、医療倫理に反しており、処罰される可能性がある」[7]と記されていた。

2004年には、再びガイドラインが改訂された。このガイド

ラインは、現在では「原則」と呼ばれている。人工的な栄養補給や水分補給は、もはや不可欠な基本的ケアに属するものではなく、患者の同意を必要とする治療的措置に該当するとしたのである。自死幇助についての記述は、1998年の原則に相当する。

2011年は、連邦医師会の迷走がひとまず頂点に達した年である。2011年2月には、医療的自死幇助に関する原則が大幅に修正された。自死幇助と医療倫理との矛盾についての言及は省略されている。これは、社会的論争が続いていること、医学界における意見の相違があることを考慮した結果であって、1998年には、自死幇助に関する声明を弱めている。2011年2月18日に発表されたドイツ医師会の終末期医療に関する原則の前文には、医師が自死に関与することは医療者の使命ではないと明記されている[8]。

ドイツ連邦医学会会長で同時に慎重なリベラリストでもあったホッペ教授は「医師の自死への関与は、医師の職業倫理に関する基本的な方向性や基本的な声明に疑問を呈することではなく、多元的社会における医師の異なった職業倫理を認識することである」と語っている。以前、ホッペ教授は、あるインタビューで「自死幇助は、処罰の対象にはならないが、現在、わたしたちの職業では倫理的に問題があるとして禁止されており、この矛盾は解消されなければならない。終

末期医療に関する新原則の草案では、自死幇助は医師の職務に含まれないことが明確に記されているが、医師が自分の良心と折り合いをつけることができれば可能なはずである。これによって、わたしたちが刑法を逸脱することはない」[9]と発言している。

ドイツ連邦医学会会長が当初合意した自死幇助に関するガイドラインの新たな策定とホッペ教授の公的発言によって、医師とその団体、組織、一般市民の間で周知となっていた自死幇助の是非をめぐる賛成派と反対派の立場が、かつてないほど深刻に燃え上がったのである。このことについて以下に詳しく述べる。

それからわずか数カ月後の2011年に、モンゴメリー教授が議長を務めてキールで開催されたドイツ連邦医学大会では、医師個人の良心の自由を優先して禁止を緩和する傾向が示され、医師による自死幇助の問題が再び医療関係者の議題として取り上げられた。4時間に及ぶ論争の末（逐語記録は40ページ近くに及ぶ）、医学大会は、これまでの宣告に反する新しい立場を採択して職業規範モデル第16条（死に逝く者への援助）として盛り込まれた。「医師は患者の尊厳と意思を尊重しなければならない。患者の要求に応じて殺害すること（嘱託殺人）は禁止されている。また自死幇助は、これを行ってはならない」[10]また「医療による自死幇助は禁止されており、

これに違反すれば、職業上の制裁（罰金から医師免許の剥奪まで）を受ける可能性がある」としたのである。

キールで開催された連邦医師会の代表者のうち166人がこの改革に賛成し、56人が反対、7人が棄権した。後に、一部の医師の立場表明があった。圧倒的多数が明らかに禁止に賛成していたが、医療関係者のなかには反対意見も残っていた。このことは、17の州の医師会の職業規定のうち、雛形職業規定の新しい16条の勧告に従ってそれぞれの職業規定を採用したのは、一部だけであったという事実にも表れている。彼らは自死幇助の禁止を定式化せず、自死幇助についてはまったくコメントしないか、あるいは柔軟なかたちの定式化を選択しているが、雛形職業行動規範に盛り込まれた自死幇助禁止とは決定的な違いを示していた。例えば、ベルリン医師会の職業行動規範には「彼ら（医師）は自死幇助をしてはならない」とあるが、雛形職業規定の16条は、10の州の医師会で採用されている。すなわち、ブランデンブルク、ブレーメン、ハンブルク、ヘッセン、メクレンブルク・フォアポンメラン、ニーダーザクセン、ノルトライン・ヴェストファーレン、ザクセン、ザールランド、テューリンゲンの10州である。7つの州医師会は、より柔軟なかたちの雛形職業規範を選択していた。すなわち、バーデン＝ヴュルテンベルク、バイエルン、ラインラント＝プファルツ、ベルリン、ザクセン＝アンハル

102

ト、シュヴェスヴィッツ＝ホルシュタイン、ヴェストファーレン＝リッペの7州である。なお、自死幇助に職業的正当性があるのかないのかという問題については、各州の医師会はいまだに統一的な見解を示していない。なぜならば、医師による自死幇助の反対派も支持派も受け入れがたいパッチワークが存在するからである。少なくとも、ドイツ連邦共和国でさえも、自死幇助ツーリズムを助長しかねないからである。

　各州医師会のワーキング・グループであるドイツ連邦医師会にも、職業規範を制定する権限はない。彼らは、単独で、州医師会の意思決定に対して勧告を行うだけである。ドイツ連邦医師会の言葉の選び方や使われ方からは、雛形職業規範のかたちで拘束力のある基準を公布している場合がある。少なくとも、医療関係者の間では、そのような印象が定着していた。さらに、この職業の主要な代表者で構成されるドイツ連邦医師会は、医師による自死幇助の否定を飽くことなく主張している。医師の3分の1が、自死幇助の禁止に共感していないにもかかわらず、そのように主張しているのである。このようにして、一般市民は、存在しないはずのドイツ連邦医師会のコンセンサスが、あたかも存在しているかのように言葉巧みに信じ込まされていたのである。

　他の2つの基本的な問題では、ドイツ連邦医師会だけでなく、雛形職業規範第16条を採択している10の州の医師会の職

103

業規範もその能力を超えていた。オーストリア、デンマーク、イギリス、ポルトガル、スペインとは対照的に、ドイツ連邦共和国では、自死幇助は（自死する人が自由意思と責任を持って決定しなかった場合を除いて）処罰の対象となる犯罪ではない。ここでは、医療職の規範と上位刑法が明らかに異なっている。それにもかかわらず、職業上の規定が刑法を超えることが可能なのかについては、法律上の争点であって、ドイツ通常裁判所の解明が必要である。法律学者は、医師会の自死幇助の禁止を別の観点から考えて批判している。例えば、ヨゼフ・フランツ・リンドナー教授（2013年）は、いくつかの州の医師会による自死幇助の禁止は、形式的には単なる規則違反であって実質的には例外がないことから、基本権に対する制限として提示されており不釣り合いであると述べている[11]。

　それだけではない。第16条は、医学的良心の自由に深刻な影響を及ぼしている。守秘義務、非加害原則、患者の自律性の尊重に加えて（個人の！）医療的良心は、医療行為と意思決定の中核をなす領域の一部であるが、この点に関しては、すでに1968年にドイツ連邦行政裁判所は「医師という職業は、（中略）個々の専門家の良心の決定が、極めて高度にその仕事の中心に属している職業であり、医師は、医療活動の決定的な瞬間に、自分の専門的な技術に支えられながら、自分の良

心にのみ委ねられた責任を負っているという代替可能な孤独のなかにいることに気がつくと同時に（中略）、医療倫理の中核をなす良心的決定の自由こそが専門職の法的権能に内在する本質を構成している」[12] と述べている（筆者強調）。

　雛形医療規範や、ほとんどの州医師会の職業規範における刑法上の自死幇助禁止を明確に批判した 2020 年 2 月 26 日のドイツ連邦憲法裁判所判決（第 10 章参照）を受けて、医療関係者はこれに従わざるを得なくなった。その結果、2021 年 5 月 4、5 日に開催されたドイツ医学会では、賛成 200 票、棄権 8 票、反対 8 票で雛形規範「医師は自死援助を提供してはならない」という文章を削除して、自死幇助を個々の医師の良心に委ねることを決定した。医学会は、自死幇助は依然として医療行為ではなく、いかなる医師も自死幇助を義務付けてはならない、むしろ、医療行為の生命志向は、死の過程であっても最高の戒めであると強調したのである。

「それは医師の仕事ではない！ 誰かに任せなさい！」

　当然ながら、自死幇助の問題は、医師の中心的な使命ではないという（これまでの）自己理解に触れるので、医療関係者には、特に、その位置付けを求められると同時に、その権限が与えられているのである。

　2011 年、ドイツ医師会会長に僅差（249 票中の 128 票）で選

出されたハンブルクの放射線科医フランク・ウルリッヒ・モンゴメリー教授は、ドイツ医学界の聞き流せない代弁者となり、2019年までその座にとどまることになった[13]。彼は、流暢な話術と対立へのこころの準備があり、マールブルク同盟の議長として、病院勤務医の労働条件の改善に声を大にして取り組んで成功を収めたことから、この役職に就く資格を得たのであった。

モンゴメリー教授は、自死幇助には反対であることを公言しており、このテーマについては、事実とは逆に「わたしたちは、そのようなことは望んでいない」「わたしたち医師は、自死幇助を自由に使うことはできない」などと、ドイツの医療界全体を代弁するような大聖堂的な発言を繰り返していた。2011年にキールで開催されたドイツ医学会では、代議員の多数が自死幇助には制裁が必要であるとして、その禁止に賛成した。そして、新しい職業規範が採択された。3分の1弱の代議員が、禁止令に反対する意見を述べた。ドイツ人医師の3分の1が自死幇助の禁止を否定しているにもかかわらず、自死幇助問題に対してはオープンなかたちで行われていたこれまでの医師に対するアンケート調査とは一致しない結果が示されたのである。従って、モンゴメリー教授が描いたドイツの医療関係者の態度は、少なくとも高度に操作されており、不公平と言わざるを得ない。

第7章　医療法・医師の職業規範と自死幇助

　同様に受け入れ難いのは、ドイツの17の州医師会のうち10の州医師会だけが、改正職業規範第16条「自死幇助の禁止」を採択しているが、残りの7つの州医師会はそれを採択しておらず、多かれ少なかれ緊急勧告にとどめていたという事実をモンゴメリー教授が否定していることである。このことが、決定的な違いを生んだのである！　さらに言えば、自死幇助は、医師の（義務としての）責務には含まれていない。医師が、自死幇助を自分の良心に照らして折り合いをつけることができるならば、自死幇助を認めてもよいのである。これは、モンゴメリー教授の前任者であるイョルク・ディートリッヒ・ホッペ教授が、任期満了となる2011年3月まで抱いていた考え方である[14]。

　それだけではない。モンゴメリー教授の発言は、事実関係についての議論レベルを逸脱していることが多過ぎる。2011年6月のテレビ雑誌『レポート』のインタビューでは、自死幇助を「汚い行為」と言い、2015年12月の週刊紙『ディー・ツァイト』（DIE ZEIT）のスタッフとの会話では、自死幇助は「配管工や薬剤師や獣医師にやらせておけばよいが、医師がやってはいけない」[15]とまで言っているのである。この発言は、フランクフルトで開催された第118回ドイツ医学会において、180人の医師が署名した公開書簡とアート・アクションから厳しく批判されている。モンゴメリー教授は、当事者

107

である患者の不安を嘲笑し、医療従事者の評判を傷つけたのである。そして、2015年6月15日にベルリンで開催された国際シンポジウム「自死幇助、科学的状況（Assisted Suicide. The State of Science)」で述べたように、わたしは、ドイツ医学界最高の代表者が前述のような用語で議論に入ったことに慣りを感じており、このような発言は、はっきり言って医師にふさわしくない人物の発言であると考えている[16]。

モンゴメリー教授は、自死幇助と嘱託殺人の違いを認めようともしなかった。2009年、ドイツ倫理評議会のメンバーであったヨッヘン・タウピッツ法学博士との討論では、「もしわたしが、技術的に完璧な方法で自死幇助を行うなら、それは、もはや積極的死亡幇助と区別ができない！」[17]という、事実としても法的にも通用しない発言をしているのである。

モンゴメリー教授は、2011年のツァイト紙のスタッフとの対談で、より詳細にさらにより明確に語っている。これは、わたし個人にも関係することなのでここに転載しておく。

モンゴメリー教授曰く「……3つ目のグループは、治療の選択肢がなく体力も残っていない患者である。これらの患者は、デ・リダー氏が何度も繰り返し言及しているケースである。このような患者は人生の終わりを望んでいる。彼らは、殺されたいと思っている。それはまさに嘱託殺人であってドイツでは禁止されている。従って、デ・リダー氏が挙げてい

るような患者の立場はまったく存在しない……。デ・リダー
氏が常に組み立てているケースは、高位対麻痺を持つ40歳の
若い女性学者である。彼女は、致死量の薬を自分で飲むこと
ができない。だから、嘱託殺人そのものである」[18]

ツァイト紙の「彼女はストローを使って自分で毒を飲める
のではないか？」という質問に対して「ああ、それはまった
くナンセンスだ！ 次に問題となるのは、この場合、医師の品
質保証や損害賠償責任保険はどうなっているのかという問題
だ。そのような状況で、患者が毒を混ぜたものを長いスト
ローで詰まらせることなく飲めるなどとは信じられない。そ
のようなやり方で上手に死ねるのだろうか？ わたしの医学的
良心に適うやり方ではない。つまり、デ・リダー氏が考えて
いる状況は、積極的死亡幇助の問題に直結している。それ以
外はすべてお飾りだ。わたしは、そのようなものはいらない」
と答えているのである。

モンゴメリー教授は、ここで「わたしたち」すなわち医学
界のことを語っているのである。当時ドイツの医学界会長で
あった彼は、重々しく複数形で話すことによって自分にとっ
て都合の悪い医学界の意見や態度を見えなくすることが好き
であった。この「わたしたち」というのは、果たして誰のこ
とであろうか？ 医療関係者に何らかのアンケート調査をすれ
ば、この点に関する情報が得られるはずである。

ドイツの有名な週刊誌『シュピーゲル』が2008年にアンケート調査機関「TNSヘルスケア」に委託した代表的な匿名世論調査によれば、ドイツの医師の約40％が、終末期で苦しむ患者から自死幇助、嘱託殺人の要求があれば、その要求に応じて命を絶つことが許されることに賛成（16％）であることが明らかになっている[19]。

　かかりつけ医、内科医、腫瘍医、麻酔医、緩和ケア専門医として重症患者の治療をしている医師483名を対象にアンケート調査を実施したところ、3.3％（かかりつけ医のうち4％）が1回以上患者の自死を幇助したことがあると回答しており、これは調査対象となった医師総数のうち、約3,000人が医師法に違反する行為をしたことになる。ここには、嘱託殺人という暗部は含まれていない。また、44.5％の医師が「自分が重病になった時には、同僚の力を借りたい」と考えている。さらに、医師のほぼ3分の1（31.5％）が嘱託殺人という選択肢を望んでいるのである。同じ調査で、質問に応じたすべての医師のうちの3.3％が、実際に自死幇助を行ったことがあると答えている。従って、最終的には、職業倫理に従わなかった医師が約3,000人もいることになるのである。

　ドイツのMEDSCAPEという団体が2020年1月から3月にかけて新たにオンライン調査を実施しており、1,008人の医師らが参加している。調査結果は、2020年6月19日に発表されて

おり、質問内容は「医師による死亡幇助は合法化されるべきか？」であった。

医師による自死幇助を明確に否定した回答は31％に過ぎなかった。約半数近い医師（45％）が、合法化に賛成もしくは一定の条件下での合法化を思い浮かべていた。驚いたことに、回復の見込みがない患者さんを扱うことの多い臨床医（40％）よりも開業医（51％）の方が、法改正に賛成する割合がやや高かったという[20]。

自死幇助の問題については、医師の間だけではなく、最終的には当事者である市民、患者、親族の間でも意見の相違があるが、このことについては次章で取り扱いたい。

第8章

一般市民を対象とした人道的医療安楽死
アンケート調査

　医師の自死幇助についての公の議論は、長年にわたってさまざまな利益団体や世界観共同体のメンバー、とりわけ医師、弁護士、教会、政党などによってなされてきた。しかし、直接影響を受ける人びと、特に、最重症や絶望的な病気の患者さんやその親しい人びとは、ほとんど発言できないし、自分たちの利益を代弁することもできないのである。実際に苦しみ傷ついている人は、最も弱い立場にある患者さんであって、そのような人びとの声こそ注目されてしかるべきなのに、彼らの意見や立場は、散発的にしか公の場に出てこないのである。いわゆる患者保護団体や自助努力の取り組みも、行き届いた患者調査に基づいて行われているわけではなく、自らのイデオロギーや道徳的スタンスに基づいており、この欠点を何ら変えることができていない。

　患者、親族、将来的に影響を受ける立場の市民が、自らの終末期に対する態度を表明しようとするならば、積極的にそれらの人びとに目を向けて、方法論的にも健全で代表的な科

学的研究とアンケート調査を行うことが必要である。ドイツでは、他の国に比べて、科学的な研究は少ししか行われていない。そのような患者さんのほとんどは、神経系の病気で進行性の運動神経麻痺を伴っており、いまだに治療ができないまま最終的には死に至る「筋萎縮性側索硬化症（ALS）」の患者である（わたしの患者、エルンスト・T氏参照、第13章）。

　このような研究で重要なことは、その方法論、特に、患者さん（あるいはその親族や市民）へのインタビューである。そのうちの2つの研究では、意思決定能力があって緩和ケアを受けている終末期の患者さんに対して、緩和ケア医が「命が縮まってもよいのですか？」と質問している。このような希望は、死にたいという曖昧な希望とか、治療を中止したいとか、治療を受けたくないという潜在的な希望とは明確に区別されなければならない。その結果、14〜20％の患者さんが、命が短くなることは当然であると考え、それを現在進行形で希望していることが判明している[1]。因みに、ここで明らかなことは「適切な緩和ケアや緩和治療さえ受けられれば、患者さんは安楽死をしたいという意思を控えるに違いない」という繰り返し言われている主張が成り立たないということである。別の研究によれば、死にたいという意思の動機は、痛み、恐怖、抑うつなどの症状によって特徴付けられることは少なくて、自律性の喪失とか生活の質の低下（コミュニケーショ

ンが取れない）などの耐え難い衰弱が決定的なのである。注目すべき点は、わたしの患者さんであるリヒアルト・S氏（第13章参照）の場合と同様だということである[2]。

　終末期の患者さんが自分の命を縮めたいという真剣な想いを親族にも伝えていることは、「がん」で亡くなった方の親族を対象に行ったアンケート調査で、その10％が命を縮めたいという真剣な想いを表明していることからも明らかである[3]。

　命に限度がある患者さんが、本気で死にたいと思っていることに医師が直面することは、決して珍しいことではない。2010年にアレンズバッハ世論研究所がドイツ連邦医師会の委託を受けて実施した代表的なアンケート調査では、全医師の34％、かかりつけ医の50％が、「死なせてほしい」と言われたことがあると回答している[4]。2010年に行われた5つの州医師会の医師を対象にしたアンケート調査では、その21％の医師が安楽死を依頼されたことがあるということが判明している。

　ドイツ人の医師が自死幇助を行った頻度は不明であるが、ロジャー・クッシュが設立した社団法人「ドイツ死亡幇助協会（スイスの組織ディグニタスのドイツ支社）」は、2008年から2015年の間に、ドイツ人の死亡幇助を254件行ったという数字を挙げている。スイスの自死幇助団体「ディグニタス」は、1999年から2018年の間に1,237人のドイツ市民が「ディ

グニタス」の幇助を受けて死亡したと報告している[5]。

　大多数の人が、いずれは生命を脅かす病気に罹って死ぬのだから、どこでも人生の終末期に対する関心が高まり続けているのは当然のことであろう。

　従って、民主的に構成された国家や市町村などのコミュニティでは、幅広い社会的討論を行って賛否両側面から議論を促すことが不可欠である。その目的は、可能な限り市民の関心に応えることでなければならない。ここ数年間、多くの討論会やトークショー、インターネット上のブログ、紙媒体の関連出版物に対する編集者への手紙などが、終末期における多様な問題に対する社会的な関心を反映している。自分の終末期についての考えや判断がどの程度正しいのかを正確に知るためには、法的に有効な市民の代表者へのアンケート調査が必要不可欠であり、そのアンケート調査には正当性があると考えられる。科学的な調査と同様に、質問の種類やクライアントの関心事などが影響して、調査結果に偏りが生じる可能性があることも認識しておくことが大切である。

　1970年代には、早くも積極的な死亡幇助に対する市民の意識調査が行われている。1974年に有名なアレンズバッハ世論調査研究所が行ったアンケート調査では、嘱託殺人を肯定する人が53％、否定する人が33％、どちらともいえない人が14％であった[6]。

人口動態研究所と健康保険会社の2社が、2012年から2017年にかけて行った、自死幇助に対する市民の意識を調べた10件のアンケート調査が参考になる。そのうち、いくつかの調査では自死幇助全般（親族などの医師以外による自死幇助も含む）について、また、いくつかの調査では医師による自死幇助について、また、ある調査では積極的自死幇助について意見を探っている。一般的には、多くの場合が医師による自死幇助であったが、刑法第217条に対する苦情の対象にはなっていなかった。

　調査結果も似たようなものであった。例えば、インフラテスト・ドマップがテレビ番組『ギュンター・ヤオホ・トークショウ』の依頼で、無作為に選ばれた18歳以上の市民1,000人を対象に行った2014年のアンケート調査「ドイツで医師による死亡幇助を認めるべきか？」では、以下のような意思表示が示されている。その10％は、深刻な病気であるかどうかにかかわらず、すべてのケースで医師による自死幇助を認めるべきであると主張しており、その69％は、余命わずかの難病の場合でのみ医師による自死幇助を認めるべきであると答えており、その18％は、医師による自死幇助には基本的に反対であると答えている[7]。

　フォルサ研究所が2014年に行ったアンケート調査で得た結果も同様であった。それは、最も深刻な病気の場合で、自死

幇助を認めるのか、それとも個人的にはこれを認めないのか
という質問であった。年齢、性別、教育水準にかかわらず、
60〜70％の人が自死幇助を支持していた。ただし、死亡幇助
についてあまりよく知らないと答えた人が41％、全く知らな
いと答えた人が16％であった[8]。

　シュヴェニンガー健康保険組合は、2014年6月に1,000人を
対象とした住民調査を実施している。そのなかでも、重い病
気になった時の積極的死亡幇助、つまり、第三者（例えば医
師）が意図的に自分に死をもたらすことが想像できるかとい
う質問には、次のように答えている。十分想像できるが35％、
やや想像できるが35％、少しは想像できるが18％、まったく
想像できないが12％であった[9]。

　どの調査でも例外なく、医師による自死幇助や嘱託殺人の
可能性に賛成する国民が50％を大きく超えていることがわ
かっている（平均72％）。支持率にわずかな差があるのは、設
問の違いまたは調査のベースとなったシナリオの違いによる
ものである。

　2012年、ドイツを含むヨーロッパ12カ国の人びとに死亡幇
助（広義の安楽死）に対する考え方を尋ねたIsopublic/Gallup
のアンケート調査では、回答者の70〜80％が、いつか自分が
死亡幇助を利用することが想像できると答えている。最も支
持率が低かったのはギリシャであったが、それでも56％と過

半数を占めていた。驚くべきは、職業的死亡幇助に対する処罰については、スペイン人とポルトガル人で（共にカトリック教徒！）それぞれ82%、ドイツ人で76%と、多くの人びとが不要としていることであった。また、医師による死亡幇助を完全に禁止しようとするドイツ連邦医師会の立場をドイツ人の79%が拒否していたのである[10]。

亡くなったがん患者さんの遺族へのアンケート調査も、科学的な基準を満たしており参考になる。自死幇助や嘱託殺人を医療行為に含めるべきかという質問に対しては、76%の人が肯定的な回答をしており、一般の人びとの意見と亡くなったがん患者さんに近しい人びとの意見が実際には一致しているという結論が導き出されている[11]。

全体として、不治の病や絶望的な病気の場合に命を縮めたいという願望がドイツ市民の間に広く存在しており、ドイツ市民の多数が、医師による自死幇助に賛成しているということが、過去10年以上不変であるという事実に変わりはない。その際、耐え難い症状への恐怖が、自律性やコントロール喪失への恐怖よりも重要な役割を果たしており、その恐怖は、最適な緩和医療やホスピスケアを行っても帳消しにできない場合が多く見られた。医師による自死幇助の法的禁止（刑法217条）は、その是非をめぐる社会的議論を間違いなく活発化させていた。個々の患者や医師、長年にわたって自死幇助の

可能性を訴えてきた団体や組織からの苦情がきっかけとなり、ドイツ連邦憲法裁判所がこの根本的な問題に目を向けて判決を下すことは必然的であった。

第9章

大いなる判決の瞬間：2019年4月、「刑法217条：（業としての自死促進）」に関する口頭審理

　以下の文章は、2020年2月26日にドイツ連邦憲法裁判所の最終決定の前に行われた2019年4月16日と17日の口頭審理において、原告、被告、専門家、第二審裁判官らが示したか、あるいは交わした議論の内部を読者の皆さんに知っていただくことを目的としている。長年にわたって大きな議論を呼んでいる安楽死について、すべての当事者だけではなく、専門家にも、もう一度それぞれの立場を示す機会を与えるべくして行われた審理である。因みに、この手続きは世界でも例がなく、透明性を実現するための努力と民主主義の強さを物語っている。この審議が行われたのは、患者、医師（わたしを含む）死亡幇助団体から6つの憲法上の異議抗告が裁判所に提出されていたからである。

　ドイツ連邦憲法裁判所は、審理が始まる数カ月前に、ミュラー憲法判事は審議に加わらないと宣言していた。ミュラー判事は、ザールラント州大臣（キリスト教徒）であった前職において、自死幇助の処罰・禁止を支持する発言をさまざ

120

第9章　大いなる判決の瞬間：2019年4月、「刑法217条：（業としての自死促進）」に関する口頭審理

な場面で行い、最終的に刑法第217条として議会で可決された超党派の草案作成に参加していた人物である（補遺 ドイツ刑法第217条（1）参照）。ミュラー判事に代わって、リベラル派とされる憲法判事のヨハネス・マージンク教授が、第二元老院議員に任命されていた。

　公聴会の逐語記録は公開されていない。この記事は、わたしの記録と記憶に基づいていることを断っておく。

　最初に発言した原告の老人L氏は、残っていた声を振り絞って「わたしは拒否します。わたしは自分で積極的に行動することができなくなるまで、プロセスに依存することを拒否します」と発言した。ある自死幇助連盟がL氏に自死幇助を約束していたが、立法府が刑法で自死幇助（安楽死）を禁止して以来、L氏は落ち着きと安堵感を失っていた。そして、85歳の重病人である原告のHさんの説明を、まるで待ち針が落ちる音が聞こえてきそうなほど真剣に興味深く追いかけていた。

　アンドレアス・フォスクーレ裁判長は、冒頭で「今ここで審理することは、政治の問題でもなければ道徳の問題でもありません」（彼は、透明性の問題でもないと付け加えたかもしれない）、「唯一の問題は、ドイツ刑法第217条が憲法に適合しているかどうかということです」と述べた。このオープニングも、衝突が多発して世間の注目を浴びているこの裁判へ

の大きな期待を削ぐためのものであることに間違いない。満席となった傍聴席からは期待に満ちたつぶやきが聞かれた。

　この公聴会は2日間にわたって行われ、原告、被告の他に、患者、医師、それぞれの代理人、ドイツ連邦政府、ドイツ連邦議会、ドイツの各州の代表その他の関連団体の代表者など計16名の専門家が出席した。安楽死志願者の親族のための自助グループの代表者も発言した。彼らは全員、8名の博識な上院裁判官の前で、集中的にそれぞれの立場を主張し質問に答えた。安楽死の問題がこれほど包括的にかつ深く議論されたことはかつてなかったと思われる。ドイツ刑法第217条の支持者が発言し、裁判所から詳細な尋問を受けたことは印象的であった。上院は、安楽死禁止支持者の意見を十分に聞いていなかったという疑いを持たれることを避けたかったからであろう。

　すでに数年前に、最重症患者、医師、安楽死団体などが訴訟を起こしており、ドイツ憲法裁判所は、部分的に主張の異なる憲法上の訴えを合議していた。原告団に共通していたことは、自死権は、第三者の力を借りてでも、自らの終末期のかたちを含めた人生計画を自律的に形成することを保障する基本的権利である、と考えていたことである。国家は、ドイツ刑法第217条のように、この基本的権利の行使をより困難にしたり事実上不可能にしたりしてはならない。裁判所長の

第9章　大いなる判決の瞬間：2019年4月、「刑法217条：（業としての自死促進）」に関する口頭審理

アンドレアス・フォスクーレ教授は「立法者には、誰もがこの基本的権利を実現できるような枠組みを作ることが求められている。自死したい人のための方法が必要なのである」と語っている。意外なことに、フォスクーレ教授は、医師が自死幇助を提供しない限り、自死幇助協会の存在意義はないとはしなかった。「死亡幇助協会の設立は偶然ではない。彼らは、専門的な支援を提供して事態が制御不能にならないよう手助けをすることができる」とフォスクーレ教授は語った。

　医師側の原告は、良心の自由、職業の自由、治療の自由の制限に加えて、特に「促進」及び「業（わざ）」という用語の曖昧さを訴えていた。ドイツ刑法第217条は、繰り返しを意図した行為として理解されることを望んでいたからである。すなわち、医師による単発の自死幇助は、例外的に認められるが、繰り返し実行することは認められていないのである。これは理解できない！　もし医師が、ある患者の自死を幇助すると決めたならば、他の患者についても同等の状況で幇助ができなければならない。緩和医療専門医であるラルフ・ヨックス教授は、これを「医師の良心は蜉蝣（かげろう）のようにはかないものではない」と適切に表現している。

　また、訴えた患者の弁護人であるストラテス教授のコメントは、納得できるものである。ストラテス教授は、ドイツ刑法第217条を批判して、「主たる行為（自死）に対する支援行

123

為（幇助）であると宣言し、それ自体は罰せられない」と述べた。一般に知られているように、ドイツでは、自死は刑罰の対象にはなっていない。自死志願者の意思を繰り返し手助けする者が訴追されることは、原則的にない。ドイツ刑法は、犯罪の共犯者である教唆者や幇助者の刑事責任は、主たる犯罪の刑事責任に依存するという原則を定めている。

患者さん自身の利益のためにわたしが起こした憲法上の訴えは、2016年7月16日付であった。この訴えは、ヴォルフガング・プッツ氏とタニヤ・ウンガー氏が代表を務めるミュンヘンの医療弁護士の意見を代弁したものであった。わたしが提訴した根拠は、良心の自由の侵害（ドイツ基本法第4条（I））および、職業上の自由の制限（ドイツ基本法第12条（I））であった。わたしの訴えは、憲法学者のヴォルフガング・ヒルゲンドルフ教授と法学者のトルステン・フェレル教授の専門的な意見によって支持されていた。

一方、ドイツ刑法第217条の支持者は、専門家による自死幇助の可能性は、需要の増加を生み、その結果、自死者が増えて最終的には「ダム決壊論」につながると主張した。オランダでは、自死幇助や嘱託殺人を求める患者が増加していること（2019年には6,000人以上）に言及した裁判長は「その理由は、基本的権利を活用する人が増えたということでしょう」と冷静に答えている。他の裁判官も同じ意見であった。例え

第9章　大いなる判決の瞬間：2019年4月、「刑法217条：（業としての自死促進）」に関する口頭審理

ば、ヨハネス・マージンク教授は、「彼らは、自分の自律性の可能性を行使することで、自律性を守りたいだけなのです」と禁止論者を非難した。訴訟手続きを取材していたズィビレ・ケッサル–ヴルフ女性判事は、ベネルクス諸国のリベラルでぞっとするような死亡幇助規制は重要ではないとした。ドイツの立法者（国会議員）たちは、なぜもっとうまくやれると言わないのであろうか？ 結局のところ、死にたい人の考えを医学的に評価するとか、性急な死を決定することを防ぐために待機期間を遵守するなど、死を規制するための考え方は十分にあるはずである。憲法判事のペーター・フーバー教授は、中絶の場合と同様に、使ってみて悪い印象が残らないような解決策を模索することを提案している。自死幇助は、道徳的な意味で正しくないと後悔するかもしれないが、裁判所は、このことと憲法上の解釈との間には特別な関係はないと述べている。

　自死幇助反対派が繰り返し行っている議論は、刑法217条が廃止されれば、医療者の自己理解が根本的に変わってしまうという主張であり、彼らは、医師と患者の信頼関係が損なわれると考えているのである。医師には、患者の生命を維持する責任があるが、患者の生命を終わらせる権限はない。従って、もはや医師を信用することができなくなると考えているのである。

さらに、ハンブルグ医師会会長のエマミ氏によれば、この罰則規定が廃止されれば、医師は患者の自死を助ける義務を負うことになるので、ドイツ刑法217条の刑罰規定は、患者から自死幇助を依頼されても自分たちをその恐怖から守ってくれる保護規定であるとまで言う医師がいるという。

　ドイツ刑法217条の擁護者は、緩和医療の手順と手段があれば、末期患者は、恐怖や痛みがなく死ぬことがほとんどの場合で可能だから、それで十分であるとして、これを保持することを一貫して要求した。そのなかで、問題の罰則規定の発案者であるCDUのミヒャエル・ブラント議員は、ドイツ国内の数百人という小さな集団が、自己決定と自由な責任のもとに自らの命を絶とうとすることが、圧倒的多数の人びとを圧迫する危険を冒さなければならないほど重要なのかと裁判所に問いかけた。

　裁判長は、この質問に対して肯定的な回答をしている。自死を文明的と想像するこの小集団は、立法者が自死の社会的常態化を防ぎたいという道徳的な観点からは理解できても、原告のL氏の例が示すように、どうしても無視できない意味があり、自死が基本的人権によって保護されている行動ではあっても、自死幇助は実現できていないのが現状であると回答した。

　さらに、ミヒャエル・ブラント代議士は「この審理が示し

第9章　大いなる判決の瞬間：2019年4月、「刑法217条：〈業としての自死促進〉」に関する口頭審理

ているように、自死幇助が禁止されても疑わしい場合には医師が自死幇助を行ってもよい可能性と自由行動の余地は残されており、その際、患者さんが自死幇助を原則的に宣言していなければできません。昔なら、普通の医師はそのようなことはしなかったでしょう」と発言している。この発言に対して、フォスクーレ判事は「その通りでしょう。ただし、ある一定の自死幇助を禁じることは、重要な決断を禁じることを意味しており、そのためには、確かな理由がなければならないが、その確かな理由はありません」と論破している。

　公聴会の大部分は「自由責任」という概念についての議論に費やされた。それは、取りも直さず、自死幇助の最も重要かつ無条件の前提条件である。このことは、自死に関与した人物（医師）の免責にとっても決定的なことであり、さもなければ、その医師は、間接的加害の廉で殺人罪（ドイツ刑法第212条）で起訴されることになるのである（補遺（1）参照）。ドイツ連邦議会議員の裁判代表者であるシュテフェン・アウグスベルク教授は、精神科医のクレメンス・コーディンク教授と同様に、自死志願者が自律的に意思決定を行うことに疑問を呈した。2人の教授の考えは、90%以上のケースが精神的な危機や明らかな精神疾患と診断されるとして、少なくとも自律的な判断に対して疑問を呈した。その一方で、自死については、原則的に患者の自由な責任において決定すること

が可能であることも認識されていた。

そのなかで、議長の「立法者は、一般的に自由で責任ある行動を取るための敷居を低くしている」という発言は示唆に富んでいた。例えば、薬物中毒の夫婦も、自由に責任を持って子供を産むことを決めることができる。てんかんを患う若者やパーキンソン病の老人が自動車を運転することを自由に決めることができるのと同じである（筆者補足）。裁判長のアンドレアス・フォスクーレ教授は「ライフ・ライセンスを必要とする人間などは、どこにもいないのではないか？」と述べた。

最後に、ドイツ憲法裁判所女性判事のクリスタ・ケーニッヒ教授は、「緩和医療を拒否し、断食（付論（3）参照）も望まず、ましてや残虐な自殺（筆者注：電車の前に身を投げる、窓から落ちる、武器を使うなど）ができないならば、一体何が残るでしょうか」と問いかけた。ウルリッヒ・マイドスキー判事は「以前から自死を希望していた人にとっては、もはや、逃げ道はありません」という答えを出したのである。通常は、基本的権利の行使が原則であり、基本的権利の侵害は例外であるが、ここでは逆になっているのである。

遅くとも法的な問題を詳細に検討した2日目の午後には、ドイツ憲法裁判に出席した者の全会一致で、自死と自死幇助の基本的権利には、それに対するあらゆる反対意見よりも高

第9章 大いなる判決の瞬間：2019年4月、「刑法217条：（業としての自死促進）」に関する口頭審理

い優先順位があると考えられるということが明らかにされた。

　わたしたちに有利な審判の前触れなのであろうか？　いずれにせよ、わたしも他の原告団と同様、公聴会の審理結果に安堵した。わたしたちは、やや幸福感に近い満足感と、まだ1年近く先の最終判決への期待に満ちて裁判所を後にしたのである。

付論（3）
いわゆる、断食死について

　自らの意思で食物や水分を絶って[1]意図的に早死にすること
は、古来知られている自死の方法である。このような自由な
責任と自己決定による生命の終焉は、今日では一般の人びと
だけではなく、自死幇助を拒否する傾向がある医師の間にお
いても、再び関心が高まっている。最重症の病人だけではな
く、充実した人生を送って人生に疲れた超高齢の人びとでも、
このように、自ら望んで人生を終えることを想像している場
合がある。死ぬために断食をする人は、慢性の進行性疾患や
超高齢期の心身衰弱状態において、生命機能が徐々に不可避
的に消滅することを穏やかに回避することによって、いわば、
自然のプロセスに先手を打とうとしているのである。

　断食をしたい人、とりわけ、高齢者や病気のためにひどく
衰弱している患者の場合は、食事や水分摂取の必要性が自然
に薄れている。食事や水分の摂取の必要性が自然に減少する
と、体内の代謝系に変化が生まれる。その結果、オピオイド
系が活性化されて、不安や痛みの緩和、意識の低下などの終
末期には望ましいとされる現象が起こるのである。

　最初の状態にもよるが、断食中の死のプロセスは1週間か
ら3週間続く。重病人は、原則として恐怖や痛みを感じるこ

となく、落ち着いて死を迎えることができるようになるのである。例えば、アメリカのオレゴン州で行われた100例の断食死患者の調査によれば、調査したホスピス看護師が、0（非常に悪い死）から9（非常に良い死）で評価をした結果、85％の患者に対してレベル8を割り当てたそうである。

　死ぬための断食を自死と見なすかどうかについては、医師の間でも意見がわかれている。緩和医療医は、死期が近い人の断食を広く受け入れており、2014年、緩和医療学会は、死期が近い人の断食に肯定的な見解を初めて示したが、医師による安楽死（自死幇助）を拒否していることと比べれば極めて対照的である。この2つの道の規範的な違いはどこにあるのであろうか？　不可逆的に死をもたらす薬を飲むのに対して、断食で死ぬという判断には、命に可逆性があることが決め手であろうか？　死にたい人が断食をする場合、断食中の数日間は自分の決意で頑張り通さなければならないが、このことが、自分の本気度をより明確に証明しているのである。あるいは、自死幇助の場合は、医師が自死の手段（薬剤）を提供しなければ不可能であるが、断食の場合は、死にたいと願う人に必要な緩和的な寄り添いがなくても死ぬことができる。自死幇助の場合は、医療的支援との因果関係がより深くなる点に違いがあると考えられる。

　断食が、少なくとも消極的自死の一つのかたちであること

には、ほとんど議論の余地はない。自死することは、必ずしも積極的に「自分に手をかける」ことではない。また、死ぬための断食のように、自死志願者が自分で自分に手をかけないで自分の命を危険にさらすかたちもあり得るのである。

強調しておきたいのは、断食を人生の最終段階において口を閉じるなどして食べ物を摂取しないことと同一視してはならないということである。また、人工栄養（PEG経管栄養）の開始または継続を拒否することは、法律上、常に患者の同意が必要であり、当然ながら断食とは区別される。

ドイツ刑法第217条が施行された後、一部の緩和医療医は終末期の断食は自死ではないという逃げ道を発見したのである。

断食による自死を志願した人の意思は、一貫していなければならないが、その一方で、いつでも断食を中止できるので、一部の緩和医療医にとっては、こんなにありがたい逃げ道はないのである（ドイツ刑法第217条では、中止しなかった場合にのみ問題となるが、このような考え方は幼稚な論法である。そうでなければ検察官が関心を示すはずがない！）。

法律家や医療倫理学者は、刑法は、積極的自死にも消極的自死にも等しく適用されるとしているが、断食が消極的自死の典型的な形態であることは、すでに指摘されている。自死の場合、場合によっては、既存の病気とは無関係に、早死をもたらしたこととの因果関係を調査する必要がある。

付論（3） いわゆる、断食死について

　よくいわれるように、断食は、心情的には自死ではなくて普通の死に方である。従って、医師にとっては、薬を使った自死の援助・支援（安楽死）よりも対処しやすいといってもよいと思う。このような手段は、死を望む人自身が、これを選んでやり方を学ばない限り、法的にも倫理的にも成り立たない。絶望的な病気の患者は、医師が最も人道的な道を断ったからといって、自分の意思に反したり、自分の感情に配慮したり、さらに悪いことには、ヘルパーさんの価値観に配慮したりして、より困難な道を歩まなければならないのであろうか？　多くの絶望的な病気の患者が緩和ケアを利用しないで死亡幇助協会に頼ることを好むのは、食べ物や飲み物を断って死に至る長い道のりを受け入れることが難しいと感じているからだということは驚くに当たらない。憶測上リベラルと思われる行為であっても、翻って考えれば、極めて非倫理的と言わざるを得ない。

第10章

ドイツ刑法第217条の興亡：
ドイツ連邦憲法裁判所の世紀の判断

　審理から10カ月後の2020年2月26日、多くのメディアが参加するなか、ついに、ドイツ連邦憲法裁判所は原告・被告をカールスルーエに呼び寄せて判決の宣告を行った。原告の1人であるわたしにとって、この日の宣告は長年にわたって熱狂的に待ち望んでいた出来事であった。

　ドイツ憲法裁判所長官による100ページを超える判決文とその理由の朗読は、1時間以上に及んだ。8人の裁判官は、全員一致で判決を下した。特別投票という形で反対意見を表明した者はいなかった。ドイツ連邦憲法裁判所は「ドイツ刑法第217条の法的規範は無効である」と宣言したのである。この判断は、自死幇助賛成派のわたしにとっては、法的な意味で正しいと同時に、道徳的な意味でも良い判断であった。なぜなら、個人的なものでしかあり得ない人生構想の評価を、実際に個人の手に委ねており、本人がその気になれば、実際に他人の手を利用する可能性をも開くことができるからである。

わたしやわたしの戦友の訴訟は、我慢をして努力をした甲斐があった。わたしは、この極めて繊細で、複雑で、この国のすべての国民に影響を与える規範的な論争に勝ったことを誇るつもりはない。わたしの訴訟が成功したのは、最終的には、憲法上のバランス調整を最高レベルで行った成果であり、ドイツ連邦憲法裁判所が、最も適切な法的・倫理的判断を下したからである。

ドイツ憲法裁判所は、生と死の問題における人間の自律性を、包括的に約束する判決を下したのであり、医師による自死幇助推進派にとっても、自死幇助反対派にとっても、このような明確な判決は期待していなかったくらいである。ドイツ刑法第217条が無効であることは、過去に関しても有効であり、法律的に言えば、まるでこの刑法が一度も制定されなかったことと同じ結果になったのである！ ドイツ基本法（ドイツ憲法）第2条第1項によれば、自己の生命の終焉に関する自己決定は、まさに、人間の人格的領域に属する事柄であり、また、自己決定には、第三者に助けを求めることも含まれているのである。この裁判所の決定で特に注目されることは、自死幇助の要件として、病気や年齢を問わないし、自死する人の意思を正当化する必要もないと供述している点である。

判決後に裁判官たちが退廷した時には、聴衆から拍手が沸き起こるという前代未聞の事態となったのである。

「ドイツ連邦憲法裁判所判決の指導原理」

　ドイツ連邦憲法裁判所の判決文原文は、判決理由を含めて115ページに及んでいる。この全文は、裁判所のウェブサイト上にあり誰でもアクセス可能である。また、報道のために正式に発表された11ページの判決文は、インターネット上で閲覧することができる[1]。

　ドイツ連邦憲法裁判所の判決の核心的内容は、ドイツ憲法裁判所自身が策定した長文の判決に先行して書き記されている以下の指導原則に示されている。

1.a）個人の自律性の表現としての人格権（Art. 2 Para. 1 with Art. 1 Para. 1 GG）には、自己決定的な死に対する権利が含まれる。

1.b）自己決定的な死の権利には、自らの命を絶つ自由も含まれる。人生の質と自己の存在の意義についての理解に従って、個人が自分の人生の終わりを決定すること、人生の質と自分の存在の意味についての理解に従って、自分の人生を終わらせるという個人の決断は、自律的な自己決定行為として、国家と社会から尊重されなければならない。

1.c）自らの生命を絶つ自由には、そのために第三者に助けを求め、提供される限りにおいて、その助けを利用する自由も含まれる。

2.）間接的または事実上の効果を及ぼす国家の決定は、基本

的権利を侵害する可能性があるため、憲法上の根拠に基づいて十分に正当化されなければならない。ドイツ刑法第217条第1項によって処罰される「自死幇助を業とすること」の禁止は、自死志願者が自ら選択した「業として提供される自死幇助」を利用することを事実上不可能にしている。

3.a) 業としての自死幇助を禁止することは、より厳格に釣り合いが取れているという規範に照らして決定されなければならない。

3.b) 合理性の検討においては、自死幇助規制が憲法上の保護の異なる側面の緊張関係にあることを考慮に入れなければならない。自らの人生を終えることを、自らの責任で決定し、そのための支援を求める者の基本的な自己決定権は、自死を望む者の自律性を守る国家の義務、さらには生命の高い法的価値とぶつかり合う。

4.) 憲法が生命とその自律性に高い序列を置いていることは、刑法の手段も含めて、それを効果的に予防し、保護することを正当化するのに基本的に適している。法制度が自律を危うくするようなある種の自死幇助を犯罪とするならば、個々のケースの禁止にもかかわらず、自発的に提供される自死幇助が実質的に可能であることを保証しなければならない。

5.) ドイツ刑法、第217条1項における「業としての自死幇助の禁止」は、自死幇助の可能性を狭めており、事実上、個人

が憲法上保護される自由を行使する余地を与えない。

6.）自死幇助を行うことは、誰にも義務付けられてはいない。

「この判決は際限なく自死を認めることなのか？」

　形式的な法的観点から見れば、今回の判決は、その判決告知後にしばしば主張されたような、医療的自死幇助の自由化にはまったく相当しない。むしろ、この判決は、現状（2015年）、すなわち、ドイツ刑法第217条が施行される前の法的状況を回復するものであって、それは何十年も可能であった医療的自死幇助を公認するものでもない。

　この法廷の指針は、自己決定による死の正当性に関する核心的な声明にとどまらず、大部分の医師の自己理解にショックを与えるものである。自らの生命を絶つ自由は、単に許容されるべきものではなく、効果的かつ人道的な方法で容認されなければならない。

　病気や高齢は、自死幇助の前提条件でもなければ、自死の意思を正当化し立証するものでもない。その一方で、誰も自死幇助を提供することを義務付けられることもない。つまり、男性医師であれ女性医師であれ、医師が最も人道的に適切であって、最も妥当な自死への意思のために道を開く手段を持っているのである。

　これは、際限のない自死幇助への扉を開くものであろう

か？　決してそうではない。むしろ、その逆である。ドイツ連邦憲法裁判所は、立法府に対して、自死幇助を明確に、詳細に規制するよう求めている。一方では、自由な責任、十分な検討、持続可能であることの証明が不可欠であり（これだけでも、自死幇助の利用が許されると考える人びとの輪が大きく制限される）、他方では、立法者は、自死の申し出を拒否することが正しいと考えさせるような第三者の圧力に対しては、効果的に対抗しなければならない[2]としている。

　2015年までは、自死幇助は、広く市民だけではなくて終末期の人びとへの忠言やケアを行う専門職の間でも、ほとんど取り上げられることはなかった。この問題を取り上げたのは、ヒューマニストやアグノスティカー（不可知論者、無宗教者）などのアウトサイダーだけであった。ドイツでも、自由意思による自死幇助（通常は、助かる見込みのない絶望的な病気が対象）が、合法であることは秘密にされていた。実際、自死幇助は稀であって、発見されないで終わるか、緘口令が敷かれていたのである。わたしは、医師の一人として思うのであるが、特に、医師の家庭では、自死幇助は秘密にされてはいなかった。自死幇助を行ったのは、相性の良い協力者がしばしば医師であったが、医師が、自死幇助を行った際には、関係者を批判的な調査から守るために、死亡診断書には自然死と記入していた。なぜならば、その医師は、刑事犯罪行為

として訴追される可能性があったからである。

　自死幇助の問題を社会の下草から世間に知らしめたのは、自死幇助団体であった。この団体が生まれたのは、医療関係者が、死にたいという重病の患者に自死幇助を提供することを拒否していたからである。この組織は、病気や、自暴自棄、うつ病の老人に対して、生きるための手助けをしても、死ぬための手助けは受けられないとして、抜け目なく、しばしば攻撃的に、無防備に暗示をかけていた。この団体の批判者が最も気にかけたことは、死亡協力者が、自分たちにも報酬が支払われるようにしたことであった。彼らが刑法から自分を守るために、自死を望む者が、自由で責任を持っていることを、刑法上綿密に確認、確定、立証して文書化した後に援助したにもかかわらず、世間は激怒した。「最も傷つきやすい人のための自死幇助は犯罪だ！」「そのようなことは罰せられなければならない！」

傷つきやすい人のための自死幇助——毎回が犯罪行為

　わたしは、訴訟手続において、わたしを代理する権限を有する弁護士のヴォルフガング・プッツ氏とともに、以下の文章を執筆した。

　まさにこの弱者層が、これまでも将来にわたっても、刑法という鋭い剣によって守られ続けるという事実は知られてい

ないばかりではなくて、まったく取り上げられていない。な
ぜなら、自由で責任を持っている人に行う自死幇助は、間接
的な殺人だからである。ドイツ刑法第212条は、その短い人
生のなかで、ドイツ刑法第217条が科している刑よりも、は
るかに高い罰則としてこの行為を脅かしている。因みに、こ
れは、社団法人ドイツ死亡幇助協会の法的指針であって、こ
の団体は、一般社会とは対照的に、法的状況を非常によく
知っていた。2019年、ドイツ連邦司法裁判所は、医師である
スピットラー博士とトゥロウスキー博士に対する訴訟のドイ
ツ通常裁判所判決で、ようやく、この法的状況を立証する機
会を得たのである。この2人の医師は、ドイツ刑法第217条が
施行される前から、責任ある自死幇助を自由に行っていたの
で、自首したのである。2人は、無罪放免となっている。

　ドイツの検察は、死亡幇助を行っていた退職教師ヴォルフ
ガング・プッペ氏のような、テレビで怪しげな手口を公開し
て明らかに評判の悪かった死亡幇助師の動きに注目していた
（2014年1月14日、Mainzレポート）。検察による一貫した捜
査は、法を悪用している自死幇助に対する最も有効な手段で
あり、1件も事件を引き起こしていない歯抜けの虎のような
ドイツ刑法第217条よりも、はるかに効果的であった。司法
が、刑法第212条を一貫して適用する一方で、ドイツ連邦議
会は、自死幇助が憲法違反であるだけではなくて、すべての

医師の自死幇助に違憲禁止令を課すという刑法第217条を制定したのである。それによって初めて、自由で責任のある自死幇助も巻き込んだのである。

　必要なのは新しい刑法ではない。組織的な自死幇助については、国が設置する補足的手続き規定が必要であって、それは、一方では、自死幇助の申し出を基本的権利として遵守すること、他方では、医師と患者との関係以外で行われる自死幇助を無資格な幇助師から守ることである。自死を幇助するだけではなくて、弱い立場の人が生きるための援助、つまり、治療を求めるように促したり世話をしたりする必要もある。この状況では、この刑法が、親族や近親者を脅かすのではないかという間違いを取り除いておくことも必要である。彼らにも、自由意思で自死を希望している家族の一員に自死幇助を提供することができるのであって、そうでなければ、ドイツ刑法第217条が、彼らのために効力を発揮することはない。特に、身近な環境にいる人は、弱い立場の患者にとってある種の危険性を孕んでいる。彼らは、患者が意思決定をする過程で、患者の病的障害を認識する資格がないことが少なくないからである。あるいは、彼らの過剰な憐憫の情が、距離を置いた観察を不可能にしているからである。自死者がその計画を実行すれば、身近な協力者にとっては、自分の利益を考えれば、都合が良い場合もあるであろう。20年前のリビン

グ・ウイルや、医療委任状に関する議論では、稀ながら、親族や近しい人によって法を悪用する危険性が常に指摘されていた！ 彼らが、ドイツ刑法第217条によって処罰の脅威を免れたという事実は、理解し難いだけでなく、不条理で馬鹿げたことである。

自由な責任と助言提供義務——新たな自死幇助法とその必要性

　自死幇助の将来がどうであれ、基本的な要件は、自死志願者が自己決定的な方法で、その意思に間違いがなく、よく考えられていて、持続可能な意思決定であることに変わりはない。ドイツ連邦憲法裁判所は、すべての自死幇助が、事前に慎重に検討されていて、その意思が本当なのかを積極的に判断しなければならないことを要求している。自由な意思決定は、自死を考えている人が誤った判断に導かれることがなく、実際に、自分自身の状況を現実的に合理的に評価できる状態であることを明らかにするために、必ず意思決定の選択肢についての包括的なカウンセリングと情報が前提である[3]。

　ただし、憲法裁判所は、自死そのものが合理的であると言っているのではなく、ただ、カウンセリングによってのみ自死の条件が整うことを要求しているのである。そして、裁判官は、基本的権利の保有者の意思が決定的であり、一般的価値観、宗教的戒律、生と死に対処するための社会的モデル、客

観的合理性の考慮に基づいて評価しなければならないことを明確に述べている[4]。別の言葉で言えば、自死志願者の決定は、外部の人間（ここでは相談する医師や許認可委員会など）にとっては、奇妙で不合理であらゆる合理性に反するように見えるかもしれないが、その決定が、自由で、責任を持って、自己決定的に行われたかどうかだけが、その経緯や、決定過程の特徴や、決定者の精神状態を決定するのである。判決は、一貫して、自死決定には自由も反省もないという一般的な疑いをはっきりと否定している[5]。新しい規制については、判決は、立法者に厳格な規制を要求している[6]。自由な意思決定には、意思決定の選択肢に関する知識が役立つことは確かである。連邦憲法裁判所は、治療行為への同意と同じ原則のカウンセリングを提供する義務を明確に否定している。法律では、一般的な情報提供や助言の義務は認められておらず、医師による情報と助言の提供義務だけが認められている。患者にはこれを拒否する権利があり（ドイツ民法典第630条 e3 節）、これについても、自死決定と同様に、更なる正当化、または法的弁明の必要はないとされている。

その一方で、現在提出されているいくつかの法案に見られるような、誇張された協議義務とはまったく逆の方向を向いている。彼らは、なぜ、ドイツ刑法第217条が憲法違反で無効なのかについて、それが、人間の基本的権利を不当に制限

しているということを理解したがらないのである。また、最近提案された最大3倍の相談義務を課す法案は、医師と患者の関係という親密な空間をはるかに超えて、同じことを不適切に行おうとしているのである。新たな規制が自死防止法であることが透けて見えるようなことがあってはならない。自己決定による生と、自己決定による死に対する基本的な権利のバランスが取れており、それが十分に保護されていることが憲法上求められているのである。

　将来の死亡幇助に関する法律は、このことを正当に評価して、最終的に無効とされたドイツ刑法第217条の復活に等しいような自死幇助の新しい規制が採択されないようにすることが肝要である。なぜなのか？　その理由は、自死幇助反対を明らかにしている人びとが、自死の意思を持つ者の自由な責任の原則を弱体化させて、その認定のハードルを高くして、自死幇助を事実上不可能にするために手段を選ばないであろうと思われるからである。ドイツ緩和医療学会は、今でもほとんどすべての末期症状は治療可能であり、自死幇助は必要がないと考えている。自死志願者のカウンセリングでも、中心的な役割を果たす精神科医の大半は、常に自由な責任そのものを否定してきたが、これは現在のドイツ連邦憲法裁判所の判決によれば違憲である。精神科医が遵法精神を持って行動するようになったかどうかについては、当然ながら疑問が

残っている。有力な教会は、常に自死幇助を非難してきたが、最近では、プロテスタントの間でも自死幇助の可能性について異論が見られている。その一方で、カトリック教会は、ほとんど尋問のようなアプローチも辞さないようである。バチカンの教義修道会は2020年10月、自死を希望する人がその決意を撤回しない限り、最後の秘跡を与える儀式を拒否すべきであると宣言している。

　わたしがドイツ刑法第217条を提訴した理由は、決して法的・倫理的に何が適切で、何が適切でないのかといった抽象的考察に基づくものではなく、むしろ、絶望的な病人や、死に瀕した人に対するわたし自身の体験が先行していたからである。

第11章
わたし自身の初期体験：
グレーゾーンにおける医療的死亡幇助

　今日では、1970年代および1980年代とは対照的に、医師の行動や判断の大部分が合法化されており、職業上の行動規範に加えて、医師会が継続的に更新する治療ガイドラインに従わなければならない。とりわけ、終末期医療の場合がそうである。

　消極的死亡幇助、間接的死亡幇助、治療目標の変更、治療の中止（付論（1）参照）、緩和ケア、ホスピスケア、経管栄養（付論（3）参照）などの用語や概念は、たとえ、それが医療手段、看護手段、治療やケアの一部になっていても、実際にはまだ本来の姿として存在するには至っていない。患者の意思、自己決定、リビング・ウイルも同様ではないであろうか？ 2009年12月に、わたしが初めて目にしたことは、高齢者の親族から示された重症で持続的同意能力のない患者さんが、集中治療を断られたというケースであった。同年10月に施行されたリビング・ウイル法は、その解釈をめぐって医療関係者と患者の親族や、その代理人である法律相談役との間で、数え切

れないほどの対立や訴訟が起こされていた。当時は、医師が指示した診断・治療法について患者と医師の間で争うことは稀であった。1990年代に入るまでは、医療従事者の判断に大きな余地を持たせているグレーゾーンが存在しており、特に、人生の終末期が予見できる場合であっても、その判断が問われることはほとんどなかった。現在では『緩和医療指針S3』だけでも555ページに増えており、参考文献は1,688編もある[1]。また、今日では同意能力のある患者の意思を無視した医師や、有効なリビング・ウイルを実行しなかった医師は、刑事責任を問われる危険性さえ負っているのである。

　そして、その医療行為を支えているのは、いわずと知れた慈悲深い父性であった。患者は無知な人間だから、彼の意思とは無関係であって、無関係とまではいわないにしても取るに足りないと考えられていた。むしろ、医師は、何が正しくて何が良いのか、実際患者にとって何がベストなのかを知っていると言うのである。患者さんが「先生、これがわたしのリビング・ウイルです」と言ったら、その先生は、次のように言うであろう。「それは、ベッドサイドの棚にでも置いておけばよいでしょう。わたしはそんなものには興味はない」[2]。これは、今日の考え方から見れば、倫理的な観点からだけではなく、少なくとも懲戒処分の対象となる可能性があると考えられる。

第11章　わたし自身の初期体験：グレーゾーンにおける医療的死亡幇助

　長年にわたる医療者の自己理解と現在の自己理解には、今日でもかなり関連性がある。2019年2月にカールスルーエで開催されたドイツ刑法第217条に関する公聴会におけるバーデン・ヴュルテンベルク州医師会会長の「医師と患者の信頼関係から起こるすべてに光を当ててはいけない」という発言からも明らかである[3]。この発言は、20年近く前から法律で厳しく規制されている終末期医療にかかわる医師の考え方ではなく、おそらく多くの医師が今日でも憧れを持っている医療の意思決定と行動という（法的な）グレーゾーンを暗黙のうちに思い描いているように読み取れる。わたしの知る限り、ユリウス・ハッケタール事件（1984年）は別として、安楽死が、当時の職業規範や刑事訴訟の対象となったことはなかったのである。

　1978年に医師免許を取得したわたしの職業人生の始まりを振り返り、わたしたち医療従事者が人生の終わりに向かっている重病人や死に逝く人びとに対して、どのように振る舞い、どのように接して寄り添ってきたかを伝えることは、わたしの心に重大な疑問と息苦しさを蘇らせた。

　1979年になって、ドイツ連邦医師会は、初めて緩和医療に関するガイドラインを策定した。そのなかには「緩和医療とは、末期患者の不快感を和らげるために、延命措置を控えると同時に、これを制限することである。（中略）医師は、適切

149

な情報を得た上で、判断能力のある患者の意思を尊重しなければならない。意識のない患者、または判断能力のない患者の場合は、患者の利益のために、医学的に必要で理解可能な医療的措置を首脳部の考えに従って委任状なしで実行することになる。親族と相談する必要はあるが、法的な最終的判断は医師に委ねられている。(中略)死を早めるために、残存する生命現象に人為的に介入して故意に生命を縮めることは、刑法上の故殺(故意の殺人)となる」[4]などと記されている。

この要綱は、当時の世代の医師らの日常臨床の場で、どのようなかたちを取っていたのであろうか? わたしの知る限りでは、このデリケートな問題についての研究はないが、この医療行為の暗黒地帯に光を当てると考えられる個人的な経験や先輩たちとの会話から、ある種の結論を導き出すことはできると思う。その際、わたしは、末期患者の利益と幸福を無視する権利の乱用、傲慢さ、自己中心的な医療従事者をひとまとめにして非難するつもりはないが、その逆の姿には同意できる。当時は、病人の幸福や、その利益や、判断能力に関する解釈や定義の権限は、患者やその親族ではなくて医師が独占していた。それは、ほとんど表明されることはなく、むしろ、医師と患者の関係においては、自明であり、当然のことであった。同時に、そのパワーが一部の医師に違和感を与えていたことは、ベッドサイドでの医師同士のコミュニケー

ションのあり方に表れている。例えば、輸液を続けないという判断は無言で行われていた。特に、病棟の回診で上級医が判断した場合は、頭や手を軽く振って否定するだけで、その後の処置が決定されていたのである。

ある情報を患者から隠そうとする場合、もちろん、正当な理由があるのであるが、医師は、ベッドサイドでラテン語や略語を駆使することによって、面白さと疎外感を同時に味わっていたのである。その意味を理解できる患者はほとんどいなかったのである。"Non multum est"は「改善されていない」ことを意味しており、"Potator est"は「アルコール依存症」、"caput calcificans praematurrum"は「理性のない患者や医学的判断のできない患者」を意味していた。例えば、当時医師の間にまだ浸透していたアヘン恐怖症も影響していたことは確かであるが、医師が「モルヒネ10mg、1日3回」と明確に処方せずに「M.3×10mg」という略語を患者のカルテに記載することも珍しいことではなかった。結局、医療処置や決断のなかには、特に、絶望的な病気の患者さんの場合は、患者さんのベッドサイドで話し合うのではなく、病室を出た後で、病室の廊下や早朝の診察の際に話し合うこともあったのである。

いくつかの事例から、これらについて説明しておきたい。

1983年、ベルリン、ルドルフ・ヴィルヒョー病院内科。上

級医の回診が終わって、上級医とわたしの3名の助手は、医局でコーヒーを飲みながら何人かの患者の病気の経過について話し合っていた。そのなかには、68歳の独身者で肺悪液質と呼ばれている状況、つまり肺気腫の最終段階（肺の過膨張）のTさんも含まれていた。体重は45kg、食事量はゼロに近く、ほとんど話すこともできなかった。この病棟で何度目かの治療を受けていたこの男性の虚弱体質と息切れは、わたしたち医師にとっても耐え難いものがあった。Tさんは、これ以上は生きられないから、もう死にたいと何回もほのめかしていた。同僚のB医師は「モルヒネ5mgを1日3回、経口で投与しよう！」と提案した。「肺疾患にモルヒネを投与？　モルヒネには呼吸抑制作用があるので、肺疾患には禁忌だということをご存じですよね。しかし悪い考えではないかもしれません。最近の研究は、このことを視野に入れているから……」と上級医師は言って、その見解を2つの科学的文献で裏付けた。このことに対しては、誰も疑わなかったし反対もしなかった。「デリケートな問題だけれど、果たしてTさんが耐えられるのかどうかは、処方してみなければわかりません」。上級医師は病棟医師に処方の指示を出した。Tさんは、モルヒネを飲んだ36時間後、医師が早番の時に、死んでいるのが発見された。この措置には、少なくとも、患者さんへの情報提供と同意が必要であったのではなかろうか？

それから数年後、わたしはクリニク・アム・アーバン83病棟で新しい仕事を始めていた。長い入院生活を送っているSさんは、肺線維症が進行して肺が徐々に硬くなっており、重度の呼吸困難を経て、最後には呼吸不全に陥るという病気に罹っていた（現在から見れば肺移植の適応であるが、当時は、まだ実験段階であったのでその可能性はなかった）。Sさんは、極度に低下した血液中の酸素濃度を上げるために、酸素ボンベを装着していた。ベッドの横の冷蔵庫ほどの大きさの酸素濃縮器に1メートルほどのチューブを接続して、せめて時々でもよいから病棟の廊下を動けるように配慮されていた。Sさんにとって、呼吸とは水を失った魚のようにあえぎながら息を整えることであり、常に落ち着きがなく、不安で、パニック状態になることもあった。間違いなく原因不明の肺疾患末期の患者である。それにもかかわらず、Sさんは闘志を燃やしていたのである。

　ある日の朝のことであった。Sさんのベッドの周りには主治医のD教授と助手たちが集まっていた。D教授は、膨大な臨床知識、驚異的な判断力、直感力、そして、稀に見る気配りの良さを持っていて、良い意味での慈悲深い父性があり、わたしの師でありお手本であった。

　D教授は、ベッドの端に座って、Sさんの肩に手を置いていた。

Sさんは「教授！ 助けてください！ 箱はここにあります」と、無気力な身振りで酸素濃縮器を指さしてから、一息ついて「もうだめです！」と言った。D教授は、うなずきながら、Sさんと床とを交互に見ていた。「Sさん！ 息切れと気持ちを落ち着かせるために、何か新しいことをやってみましょうか？ バナナを食べるのがお好きでしょう？」Sさんは、疲れ果てて、目を半分閉じながらうなずいた。一方、D教授は、白衣のポケットから半分剥いたバナナを取り出して、Sさんに気づかれないようにバリウム（訳者注：バリウムは、ベンゾジアゼピン系の化合物のジアゼパム、主に抗不安剤、抗痙攣剤、催眠鎮静剤として用いられる）数錠をバナナの実にねじ込んで「Sさん！ これを食べてください。楽になりますよ！」と言って手渡した。しばらくしてSさんは眠りにつき、そのまま目を覚ますことなく36時間後に亡くなった。

　1979年、わたしが、転移した前立腺癌末期の父を説得して退院させ、自宅で家族に介護を任せたことはすでに述べた通りである。わたしは、すでに、麻酔科の研修医として多くのことを学んでおり、鎮痛剤や麻薬の取り扱いにも自信があったので、父の医療を自分で引き継いだのである。父は、寝たきりになっており、毎日アルコール消毒をして頻繁に体位を変えていたが、すでに仙骨あたりに手のひらサイズの褥瘡ができていた。食事もほとんど摂ることができなくなっており、

骨の痛みもひどくなっていた。クリニックで処方された半合成麻薬フォートラールは、便秘を引き起こすなどの副作用があるが、その効き目は緩やかであった。その頃には、すでにわたしがモルヒネの処方をしていたので、服用のたびに父はリラックスしていた。痛みによる発汗が減り、呼吸は落ち着いて徐々に深くなり、ほとんど聞こえないくらいのため息を伴うことからもわかるように、父は苦しみながらもわたしに感謝していた。

　当初は、6時間間隔の服用で十分であったが、錠剤を飲み込むことが難しくなってきたので、注射に切り替えた。父は、母が作ったスープさえも食べようとしなくなっていた。口腔ケアには嫌々ながら耐えていた。目を開けて、わたしたちが父と言葉を交わすことができる数少ない瞬間に、父はもうろう状態で、話すというよりもむしろ呂律が回らない舌で言葉を発していた。「頼む……眠りたい……、眠らせてほしい……、痛い……、背中が……、背中全体が……、何とかしてほしい……」

　脊椎骨、肋骨、股関節への転移が、耐え難い痛みを引き起こしていたことに間違いはない。わたしは、母や兄弟と相談して、モルヒネの皮下注射をやめて、モルヒネの持続点滴を行った。鎮静剤も加えることにした。その際、父の死を早めてしまうかもしれないことを自覚していたが、わたしの行動

は父の意思に沿うものなので、適切であって良い治療法であると素直に確信していた。持続点滴を始めてから3日後の1979年11月30日の早朝、父は眠りから覚めることなく、わたしたち家族の懐のなかで息を引き取ったのである。

　40年以上前の父の死を振り返って、現在の緩和ケアの水準と照らし合わせてみると、わたしのこころには疑問と疑念が湧いてくるのである。前もって話しておくならば、もしわたしが、今日適用されている緩和的鎮静を厳格な基準で適用すれば——わたしは父に対して何も疑問を感じることなくこの方法を行っていたのであるが——わたしの処置は究極的には殺人に等しいのではなかろうか？　極端に言えば、今日有効な刑法に従えば、わたしは父を殺したのであろうか？

　そのためには、より詳細な分析が必要である。緩和ケアは、例外なく痛み、息切れ、吐き気、不安などの症状を、患者の意思に沿って最適に、主として、薬物療法で緩和することを目的としている。しかし、緩和ケアのガイドラインによれば、決して死のプロセスを加速させたり患者の死を直接狙ったりするものではないが、症状緩和という文脈のなかで容認された副作用として間接的（積極的）安楽死が起こる場合がある。これは、倫理的にも法的にも議論の余地はない。

　緩和鎮静は、最も極端な緩和的アプローチである。これは、薬物によって、一時的または永久的に患者の意識を管理され

156

たやり方で除去する医療であり、病人の症状の負担を、他の方法、すなわちより侵襲性の低い手段で軽減できない場合に適応となる。緩和鎮静は、事前に患者さんと話し合って患者さん（可能であれば親族）が同意した場合にのみ開始することができる。緩和鎮静は、命を縮めることを目的としてはならない。

　わたしが父に緩和鎮静を指示したことは、果たして妥当であったのだろうか？　今日、わたしは自問自答している。わたしの善意は、本当に父の苦しみを和らげることだけで、父の命を縮めることではなかったのであろうか？　結局のところ、わたしは多かれ少なかれ、意識的に、今日の観点から見れば、許されることと許されないことの境界を越えており、その結果、父の意思に反しているのかいないのかにかかわらず、ドイツ刑法第216条によって処罰対象となっている嘱託殺人と認定されて、父の殺害という犯罪を犯したことになるのだろうか？

　病院から自宅に戻った瞬間、父には数日か長くても数週間という限られた時間しか残されていないことが、わたしや、母、妹たちにも、はっきりわかっていた。また、父が長く粘り強く勇敢な闘病生活に見切りをつけており、その人生が痛みと苦しみと同義であり、死期が目に見えて迫っていることは紛れもない事実であった。「少し眠らせてほしい！」という

157

のが父の希望であった。わたしは、それを父の遺言と理解していた。しかしながら、それは、積極的に人生の終わりを早めたいという意思の直接的な依頼ではなかったのである。

それでは、今のわたしは、父に対して違う治療をするのであろうか？ 実際にはよくわからない。父の自己決定という点では、もっと早い段階でその意思を探るべきであった。これこそが、わたしの失敗であった。むしろ、わたしも患者さん（この場合は父）に代わって、父にとって何が良いのかを決定できるという当時広く浸透していた医学的自己理解にこだわっていたのである。

ここで取り上げた事例は、決して当時の医療関係者を貶めるようなことではない。ほんの数十年前まで、医師が絶望的な病気の患者さんに対して行っていた死亡幇助は（今日から見れば、倫理的・法的にも重大な問題を孕んでいるのであるが）、患者の明確な意思表示の有無にかかわらず、闇の領域で行われていたことを証明している。1996年の秋に週刊誌シュタインが行った調査で、その程度がわかるかもしれない。その調査によれば、ドイツでは、病院医師全体の6.4％、開業医全体の10.5％が、医師による積極的死亡幇助を経験しているとのことであった。1996年末の時点では、この国の病院医師の数は115,143人、開業医の数は112,660人であり、少なくとも数年間にわたって19,000件の積極的死亡幇助が行われてい

たことになる。さらに、医師のなかには安楽死を何度か経験しているか、自ら行ったことがあるという者もいることも考慮しなければならない。従って、この数年間、医師による安楽死が禁止されていても、報告されていない積極的死亡幇助はおそらくかなり多かったと考えられるのである[5]。

　当時、遺言の担い手である患者さんは、実は未知の存在であった（そのため、現在でも一部の医師は不審に思っている）。この間に判例法がきっかけとなって、根本的な変化が起こっていたのである（第4章参照）。医師や親族との対話のなかで、それを見極めてから、主張したり、手助けをしたりすることが中心課題であるが、まだほとんど無視されているのが現状である。

　この課題を、わたしがどのように理解して実行しているかについては次の章で報告する。

第12章

安楽死で苦しみを減らしたい！
——医療現場の実践

　この20年間、わたしは終末期医療について何度も講演をしてきた。数冊の本、紙媒体の記事の執筆、ラジオやテレビへの出演、ホスピス、老人ホーム、数え切れないほどの書店での講演、集中治療学会、緩和ケア学会でのセミナーの講師としての講演などを行ってきた。わたしは、緩和医療を提唱するだけではなく、安楽死を正当化しており、特定の条件下では安楽死が必要と考えている。この点で、ドイツでは数少ない医師の一人として、広く一般に知られるようになった。

　自死願望を持っている人、自死を決意した沢山の人びとがわたしを頼っており、現在も続けて頼ってくれている事実は、驚き以外の何物でもない。わたしの友人や知人には、慢性疾患の患者さんや時には重症高齢者も少なくないので、多くの人びとに口コミで助言をしたり、ある人には実際に支援をしたりしている。今日、特に教育を受けている人びとは、人生の最終段階での個人の自律性を主張しており、自分の死に方はほぼ例外なく自分で決めたいと考えている。このことは、

160

少なくとも、わたしの同僚についても当てはまる。この4年間で、22人の同僚から相談を受けたが、そのほとんどが高齢の方や重病人であった。彼らの考えは、すぐに自死を実行したいのではなくて、最悪の事態を想定しておくこと、言わば、非常口を用意しておきたいということであった。彼らがわたしに願ったことは、安全で、安らかで、副作用のない自死を実現するための手順や具体的な手段を教えてほしいということであった。さらに、わたしが驚かされたことは、医師ならば自死ができる薬物に特権的にアクセスできて、その薬理学的毒物学的特性を知っていると思われていることであった。その理由については、推測するしかないが、高齢の医師のなかには、致死性のある薬物を扱うのに十分な知識と経験がない人もいるのである。そのなかでも、オピオイドには、依存性があって、過剰摂取の危険性もあり、常にデリケートな薬なので（患者に不利益をもたらす薬物として）処方を避ける傾向があった。また、ドイツの麻薬取締法の影響で、医師の間には、歴史的なオピオイド（アヘン）恐怖症が残っていることも、その一因であると考えられる。

　驚いたことに、この数年間にアドバイスや助けを求めてきた安楽死志願者の大半が、他の支援をほとんど利用していなかった。苦しみの状況によっては、医師、心理学者、精神科医、緩和ケア専門家に相談することもできるし、電話による

161

パストラル・ケア、教会、法定外福祉団体が提供している無数の援助やカウンセリング・サービスも直接利用できる。わたしの推測では、真面目で決意の固い自死志願を持っている人は、結局のところ、それらは生きるための援助を提供してくれるだけであって、本当に安楽死の願いを受け入れてはいない、真剣に受け止められてはいないと考えた結果、そのような相談窓口を避ける傾向が生まれているのであろう。

　その一方で、実際に相談してみたけれども、あまり効果がなかったという患者さんもいたのである。すでに述べたように、多くの医師は、安楽死を希望する患者さんと話すことをきっぱり拒否している。それは、法的に不確かな状況に踏み込むことを恐れているからかもしれないし、いかなる状況でも安楽死の願いを認めない（因みに、それは彼らの権利でもあるが）という個人的倫理観からかもしれない。いずれにしても、拒否している事実には変わりないのである。経験豊かな緩和医療専門医でさえ、息切れや耐え難い痛みなどの深刻な症状があっても、法的にも倫理的にも問題がない間接的死亡幇助という選択肢を選ぼうとはしないのである。それは、法的状況を知らないからなのか、往々にして、標準用量では不十分な鎮静剤やオピオイド製剤を増やして患者さんに処方する準備が十分にできていないので、間接的死亡幇助と積極的死亡幇助の境界が守られないことを恐れているのかもしれ

ない。

　わたしのところに純粋な想いで相談に来る患者さんの数が
あまりにも多いので、一人一人の患者さんに対してどんな形
であれ正当に対応することが困難なことは容易に想像できる
と思う。わたしにとって、患者さんを正当に評価するという
ことは、何よりもまず患者さんの話をじっくりと詳しく聞く
ことから始まる。経歴や病歴、生き方、社会的ネットワーク
などを詳しく知ることから始まるのである。そのためには、
患者さんには、対話に応じる能力と対話に応じる用意がある
ことが前提条件である。前者には時間が必要である。後者に
は、しばしばその用意ができていない。いうまでもなく、わ
たしは死を望む人が、致死性物質の引き渡しを期待したり要
求したりすることに応じるサービス提供者ではない。従って、
結局のところ、わたしが、実際に自死の手助けができたのは、
数人だけであった。このことは何ら驚くに値しない。

　クライアントから突然連絡を絶たれた場合でない限り、わ
たしの方からアドバイスをしなかった人は、一人もいなかっ
た。それが、親しい人との対話を求めた方がよいとか、上記
のようなカウンセリング施設に連絡を取るだけのアドバイス
であっても、わたしは実行した。なぜなら、孤独や孤立は、
安楽死希望者を絶望の淵に追いやって、悪循環に陥ることが
多いことを、わたしは誰よりもよく知っているからである。

163

本章と次章では、どのような人が、どのような理由で、わたしのところに安楽死の相談で頼ってくるのかということについて述べておきたい。それらは、数ある事例のなかから選びだされたもので、もちろん匿名化されているが、手紙はフィルターにかけてはいない。それらは、通信、電子メール、電話の録音、そして、わたしが個人的に行った会話の記録であり、最終的には、実際に安楽死を行った患者さんの記録である。さらに、わたしの日記からの抜粋を散りばめて補足した。なぜならば、自死志願者と接する際のわたし自身の感情とか、良心の呵責や疑念を明確に認識することがわたしの関心事であったからである。

　これらの事例から明らかになったのは、安楽死を考えている人びとの動機や期待が、多様性に富んでいるということである。それらの問い合わせは、未熟さから安楽死に助けを求めていたり、明らかな精神疾患であったり、絶望的な葛藤があったり、あるいは、単に緩和医療やホスピスケアについての無知とか、いわゆる断食の提案についての無知が明らかだったりする場合である（付論(3)参照）。真剣に、深く、長い時間をかけて自問自答して熟慮の末に自死の意思を固めたことを証言している問い合わせは、実際のところ極めて少数であった。

　最初にはっきりさせておきたいことは、広い意味での命の

相談は、相談者の大半が実際にそれを求めており、それを必要としていたことである。それらは、社会的な高揚感であったり、症状（痛み）のコントロールであったり、精神的なサポートであったり、単なる慰めと励ましの言葉であったりする場合が多く、成熟した覚悟を持って自分の人生を終わらせるために死亡幇助を望んでいる人は、ほとんどいなかった。安楽死については、社会のあらゆるレベルで口頭や文書で広く語られ続けているだけであって、こころの内面に十分な動機があるが、生活や苦しみから自死念慮を抱いて死亡幇助を望んでいる患者さんに直接出会うことは稀であった。

　わたしの証言や記録は、自死幇助擁護派であれ反対派であれ、あまりにも非現実的な自死や自死幇助に関する意見や説明の藪のなかに、切り込みを入れようとしていたのである。わたしは、自死願望のある人びとの生活や苦しみの具体的な実態だけではなくて、わたしが、彼らとどのように付き合っているのかを詳しく記録した。人は、何ゆえに自分の人生を終わらせたくなるのであろうか？　流行語にさえなっている「自己決定による死」という言葉を、人びとはどのように理解しているのであろうか？　人生の終末期を生きている自死志願者のベッドサイドでの会話では、実際に何が話されているのであろうか？　肉体的に耐えられないだけでなく、自分の存在自体に苦しむとはどういうことなのであろうか？　反対感情が

並立している場合、果たして納得できる決断につながるのであろうか？　死は、約束になり得るのであろうか？　約束事についての無条件の前提とは一体何なのかを確かめるために、わたし自身はどんな質問や疑念に晒されているのであろうか？　死を望む人は、果たして、自由な責任を持って、熟慮の上で、持続性のある意思決定をしているのであろうか？　自死志願者に目を向けることで、わたし自身の有限性や、死の必然性に対する認識は、最終的にどのように変わっていくのであろうか？　彼らと話し合った経験は、わたしに何かを教えてくれて、わたしの人生を豊かにしてくれるのであろうか？

　以下のページで紹介するドキュメントは、2014年の夏から始まった。2017年9月から2020年5月までの間だけでも、136名の方が、さまざまな手段（手紙、メール、SMS、電話など）でわたしに安楽死を依頼してきた。ここでは、依頼者の名前、居住地、医師名、病院名、接触日時はわからなくしてある。また、患者さんから自死の可能性のある薬物名が話題になっていても、ここでは再現していない。いくつかの手紙や電子メールのなかで、わたしにとって重要でないと思われる箇所は省略した。対応する省略箇所は括弧（中略）で示した。

「先生は死亡幇助をやってますよね!」

　最初の頃の問い合わせの一つに、64歳の男性が留守番電話

に残したものがある。

〈M氏〉
「こんにちは、わたしは、D市在住のMです。先生は、緩和医療をなさってますね。実は、わたしの命は、もう長くはないのです。わたしは、64歳の工学士ですが、膵臓がんの末期で、すでに肺と肝臓に転移しており、クリニックによれば、あと2カ月くらいの命とか（中略）、でも、わたしは待ちたくないのです。かかりつけ医が、鎮痛解熱剤のノバルギンを処方してくれました。それだけで、他は必要ないと言われています。薬の効果はほとんどありません。できれば今すぐに電話をいただきたいのですが……。（電話番号・・・）」

　わたしは、苛々して留守番電話のリダイヤルボタンを2度押した。彼の声には、強制的な要求があると同時に、助けも求めている。すぐに電話をください！ と言う理由もわからない。わたしが、基本的に安楽死に前向きなドクターであることは、インターネットなどを通じて簡単にわかるので、わたしに連絡をする人が急に増えたのであろう。しかし、そのような要望に応えるべきであろうか？ 応えなければならないのであろうか？ もしそうであれば、どのように応えればよいのだろうか？ 助けを求める声だけだったのであろうか？ わた

しは、ヘルパー症候群に罹っているのであろうか？　しかし、
何か答えなければならないとの思いから、何時間もの間、電
話をかけようかどうしようかと考えた。今のわたしには、彼
に対する責任があるのであろうか？　彼は、もしかしたら、自
傷行為をしているのではなかろうか？　残忍な自死を考えてい
るのであろうか？　救急医として働いていたわたしには、よく
わかるのである。2013年、ライプツィヒで、絶望的にこころ
を病んだ作家エーリッヒ・ロストのように、彼は、窓から身
を投げようとしているのであろうか？　中部ドイツ放送（MDR）
の会長、ウド・ライターや、3度の脳腫瘍の手術の後で、医
師から人道的医療安楽死の手段を奪われた作家のウォルフガン
グ・ヘルンドルフのように、武器を手にしているのであろ
うか？　わたしは、2日後にM氏に電話をかけた。1回鳴らし
ただけで、彼は電話口に出てきた。

「あぁ、忘れられたのかと思っていました。折り返し電話を
いただきありがとうございます（優しい口調）」

「信頼してくれてありがとう。ご心配の件はわかっています。
だけど、電話ではコメントはできないし、コメントをするつ
もりもありません。ご理解ください。あなたの履歴書、病気
の始まりから今までのあなたの病気の経過、医学的所見、ド

クターの手紙、クリニックレポートなどの資料を郵送してください。わたしにとって非常に重要なことは、ご家族やその他の身近な人についての情報です。あなたは、結婚していますか？ 子供さんは？ あなたは、計画について家族と話し合いましたか？ 皆さんは、その計画を支持してくれていますか？」

「もっと手間がかからないと想像していたのですが……。これらの書類を揃えるには時間がかかります……。かかりつけ医やクリニックから、書類を貰えるのでしょうか？ なぜ、そんなことまで必要なのでしょうか？ わたしの心は決まっています。おわかりでしょう？ 不治の病の『がん』とその痛みを抱えたままで、自分の人生を終わらせたくないのです」

「失礼ながら、わたしがあなたに求めることは、──わたしはそれらを『学校の宿題』と呼んでいるのですが──あなたの悩みについて真剣に話し合いをするために、欠かせない前提条件だからです。これはクレジットとか、カウンセリングとか、その他のサービスに関するものではありません。それは、わたしの助けを借りて人生を終わらせようと考えているあなた自身についてのことだからです。あなたが、最後の一歩を自分で踏み出しても、わたしが、直ちにあなたの責任を

169

負うことにはなりません。おわかりでしょうか？ それから、あなたは、緩和ケアやホスピスケアについて十分考えてみたことがありますか？」

1週間後、医師からの手紙や診療報告書が入った郵便物が届いた。検査結果、手術報告、画像所見、消化器系の診療議事録が送られてきた。外来での腫瘍マーカーの管理、週1回の血液培養、Yamakawa式ドレナージ交換のための再入院。黄疸が発生した場合の再受診のお願い。わたしは、どうしてこのようなことを尋ねるのだろうか？ それは、患者さんの予後や幸福度に対して、診断や治療が相応しくない場合があるからである。そして、医学的な焦点は、Ｍさんを一人の人間として診ているのではなくて、病気にのみ焦点が当てられているからであった。38ページにわたる報告書のなかには、すでにＭさんが数カ月前から必要としていたはずの緩和ケアやホスピスケアの可能性については一言も書かれていなかったのである。わたしが手紙で詳しく説明したのに対して、奥さんが代わりに感謝の返事をくれた（その間、Ｍさん自身はずっと寝たきりで衰弱していたのである）。

「……わたしたちは、何も知らなかったのです！ 緩和ケア専門外来について話してくれた医師は、一人もいませんでした。

紹介していただいた緩和医療の先生は、とても親切で理解があり、すぐにモルヒネのパッチを処方してくれました。それ以来、夫の自殺願望は消えました。現在、夫は、ホスピスに入る順番を待っています。夫も安心しました。わたしも安心しました。ありがとうございます」

　その5週間後、Mさんは、ホスピスで痛みも苦しみもなく亡くなられたそうである。

36歳で人生に飽きた？
〈電話の声〉
「もしもし、わたしはH. S.です。あなたは、ドイツ刑法第127条に対して苦情を申し立てた先生ですよね？」

　電話の主は、若い女性の声で、生き生きとして、楽しそうで、興奮していた。わたしは、その声を録音した。

「はい、そうです」

「素晴らしい！ それなら、わたしに一番ふさわしい人です。カールスルーエの判決の後では、誰でも安楽死ができるようになったのでしょう？ そうでしょう！」

171

「要件にもよりますが、どんなことでしょうか？ 話してみて
ください」

「よかった！ 秘密厳守ですよね。わたしは36歳で、独身、ス
タートアップ企業で働いています。仕事の内容は排水路に流
れていくので、わたしの問題ではありません！ わたしには病
気もなく、それどころか、体力もあって、健康そのものです！
今、問題なのは……、多分、あなたは他の人のように、わた
しが狂っていると言うでしょうね。でも、わたしの精神は成
熟しており、もはや、世界や人生には何の意味もないし意味
を与えようとも思っていません。老人のように、人生に疲れ
切っていて虚しさだけが残っているので、人生の終わりを待っ
ているのです！ だから、できれば、あのスイスの特効薬、ペ
ント何とか……で締めくくりたいのです……。おわかりです
か？」

「正直なところ、わかりません」

「そんな答えが返ってくると思っていました。ちょうど、続
けて2人の心理学者に会った時のようにね。友達がせかすの
で、彼女を怒らせたくなかったから会ってみました。わかっ

172

てもらえますか？ 残念ながら、哲学について理解している人
は、ほとんどいませんでした！ 心理学者も、わたしの友人
も、あなたも、おそらくそうでしょう。お医者さんだからね」

「わたしは、重病人には責任を感じていますが、あなたのよ
うな若い健康な人のために責任を感じているわけではありま
せん。あなたの言う哲学のために、36歳で人生にうんざりし
ていることなど、悟ることもできないし、悟りたくもありま
せん。あなたに2つのことを提案します。その心理学者の1人
と話をさせてください！ 加えて、あなたのこれまでの人生、
家族、学校、教育、友人、期待、希望、そして、あなたが哲
学と言っているものを詳しく教えてください。よろしいです
か？ わたしの住所を教えます。言うまでもないことですが、
あなたがわたしに話したことは、すべて内密に扱われること
を約束します」

「心理学者との対話については、忘れてください。そんなの
は嫌です。書面を送るのは構わないけれども、ちょっと考え
させてください。また連絡します」

　その後、その若い女性からは何の連絡もなかった。そうこ
うするうちに、わたしは受話器を取る前に必ずディスプレー

173

を見る習慣をつけた。留守番電話のスイッチは常に入っているが、知っている人の場合のみ直接応答して、知らない番号の場合は応答しないことにした。

「薬」を送ってくれますか?

〈電話の声〉

「あなたは、死のお医者さんですよね? わたしの名前はP、58歳です。あなたは、わたしの最後の希望です! 悪性の『淡明細胞肉腫』に罹っていて、すでに転移もあります。治療は、すべて終わっています。わたしに『くすり』を送ってくれませんか? それもすぐに効く『くすり』を! 一度、わたしに連絡をしていただければ、ありがたいのですが? 明日の午前中が一番好都合なのですが? わたしがすぐに終わりにしたいと思っていることは、ちょっとほのめかしておいたので感づいていると思いますが、夫には知らせたくありません。お願いです! 急いでいるのです! お金のことは心配ありません。先払いもできます(続いて氏名と電話番号・・・)」

淡明細胞肉腫? 「ハリソン内科学」によれば、医学的には極めて稀な悪性度の高い軟部組織の腫瘍で、手術治療が行われている。化学療法も放射線療法も効果を望めないと記載されている。わたしは、これまでにこの病気について聞いたこ

174

第12章　安楽死で苦しみを減らしたい！──医療現場の実践

ともなければ、この病気に罹った患者にお会いしたこともなかったのである。

　この電話で困惑させられたことがある。わたしは、果たして「死の医者」なのであろうか？　中心部分には、確かに「死」という言葉があるが、こういうレッテルを貼られると嫌な気持ちになる。少なくとも潜在意識的に、わたしを馬鹿にしているように感じてしまうのである。ドアが開かなくて困っている人が、鍵屋さんを呼んで、鍵屋さんが特別な道具箱を抱えてやってきて、注文通りに鍵を開けてくれるように、薬局に死ねる薬を注文して、即刻、確実に厄介な問い合わせが来ないうちに、職業的ルーチン作業のように、上手に命を終わらせるような印象を受けてしまう。「安楽死（死亡幇助）」は、医師が提供するサービスではあっても、健康保険からの払い戻しがない一種のIGELサービスのように、空想の価格で提供するほど、無邪気で不真面目な態度で近づいてくる人には、わたしの理解や助けを望む資格はない。それにもかかわらず、わたしは、この夫人に電話ではなくてSMSで答えた。

　｜あなたご自身の病気とそれによる苦しみの経過、すべての医師とクリニックの報告書をわたしに送ってください。あなたは、緩和医療について考えたことがありますか？　あなたの

175

考えに、ご主人は賛成ですか？ わたしにとっては、これこそ
が無条件の前提条件なのです」

今日中に終わらせようと必死です！
〈留守番電話〉
「デ・リダー先生はいらっしゃいますか？ ごめんなさい。わ
たしは、あなたに迷惑をかけるつもりはありません。短い質
問だけです。わたしは、今しがたインターネットで注文した
『死ぬ薬』を郵便箱から取り出しました。すみませんが、薬を
飲む順番と正確な量を教えていただけないでしょうか。（薬の
名前・・・）。確かめてから飲みたいのです。今は、その箱を
持って、台所のテーブルの前に座っています。今日中に終わ
らせようと必死です！ そう、きっとその理由を知りたいで
しょうね？ わたしは、腎臓がんを患っています。すでに、肝
臓と肺に転移があります。昨日、脳にも転移があることがわ
かりました。待つことは嫌なのです」

　彼女は泣いていた。わたしが返事をしようとすると、電話
を切ってしまった。恐ろしくなったのであろう。わたしは、
まったく無力であった。電話機のディスプレーには、電話番
号は表示されておらず、匿名であった。興奮のあまり、彼女
は通話中に、わたしとコンタクトを取ることを忘れてしまっ

たようである。重症の患者さんが、この国のどこかで、おそらくは唯一人で自殺する寸前だったのであろう！ わたしは、ここに座っているだけで何もできなかった。一日中、家にいた。もう一度、電話がかかってくることを願っていたが、無駄であった。

妻の願いを正当に叶えてあげたい！

これまでは面識のなかった精神科の専門医で、以前ある精神病院の指導医であった方から一通の手紙が届いた。

拝啓

わたしは、あなたが2019年の4月11日にツァイト紙に投稿された論文を、非常に興味深く読ませていただきました。

あなたのようにオープンな立場を取ることは、大変勇気のいることです。もちろん、あなたの論文には、すでにわたしも考えていて、妻（社会学教授の資格あり）とも話し合ってきた多くの事柄が書かれています。わたしは83歳で、妻より4歳年長です。彼女は、快活な性格ですが、この世から別れなければならない時が来たら、あなたの手によって、それが可能となるようにしてほしいと話しています。それが、わたしに向けた望みであることは明らかです。

わたしは精神科医なので、妻が以前にうつ状態になったり

177

自死傾向が見られたりしたことは、決してなかったと断言できます。現在でも、そういうことはないと思っています。わたしは、彼女の同僚やあなたと同じように、彼女の願いを正当なものと考えて実現させてあげたいのです。その約束を金庫に預けておきたいのです。

　付け加えますが、わたしの妻の母親（彼女には明らかにうつ病のエピソードがありました）は、夫が亡くなってからしばらく経って、自分で集めた薬を飲んで自殺を試みました。しかし、失敗に終わりました。彼女の残された命は、見るも哀れでした。

　あなたにお願いがあります。もし可能なら、深い眠りにつかせる薬を60錠、眠剤を20錠、吐き気止めを適量調剤して妻の願いを叶えてやっていただけないでしょうか？

　念のために、わたしの身分証明書と医師免許証を同封します。
敬具

　数日後、わたしは、その同僚に、お望みの情報は電話でもメールでも郵便でも教えられないと伝えた。ただ、個人的に会って目と目を合わせて話し合う用意はあると返信した。彼は納得したので、ベルリンで会った。わたしたちは、数時間かけて話し合った。その結果、要望のあった件の詳細について、その同僚に告げた。彼の要求が真剣で熟慮の上の決定で

あることにあらかじめ納得したからである。

竹馬の友のための最後の援助

　博士号を持っている経験豊富な精神科医の友人から、Ｅメールで問い合わせがあった。

ミハエル君へ

　実は、わたしが幼い頃から親しくしている友人がパーキンソン病の末期で苦しんでいます。彼は、まだある程度元気な時に、自分が衰えて弱くなったら、死亡幇助を求めるつもりだと言っていました。でも、彼は、いつも脳ペースメーカーとか、細胞移植とか、その他の方法で良くなるのではないかという希望にしがみついていました。半年前に僕が最後に見舞った時には、見るも無残な姿でした。認知症も進んでいたので、車椅子に縛り付けられており、まぶたの痙攣もあって、ほとんど視力もなくなっていました。彼は、僕の耳元で、もはや生きているとは言えないので、もう死にたいと、何とか小声で告げました。昨日は、奥さんと一緒の時に、電話で一言二言話をしました。彼には僕のことがわかっていたけれども、もはや、まとまった話をするのは無理でした。奥さんは絶望して、主人は、もう死亡幇助を受ける時期さえ失ったのではないかと言いました。

179

僕は、友人として、彼に何か最後にできることをやってあげたいと考えています。彼が死にたいと思っていたことを叶えてあげたいのです。まだ、頭がはっきりしている瞬間があるので、その時に相談できると思っています。2人の子供さんにも話しておきます。

　君に聞いておきたいことがあります。どう対処したらよいのか、何を考えなければならないのか（法的状況）、必要な薬はどうしたら手に入れることができるのか、それを口実にして、法的に陥れられないためにはどうしたらよいのか？　君はドイツでは歴史的な理由からタブー視されているこのテーマについてよく知っていて、勇気を持って公の場で発言している数少ない同僚の一人です。君の助言に感謝します。一度、電話で話し合いたいと願っています。

　では、また ―Ｃ

　その数日後、わたしは、彼の依頼を快く引き受けて会うことにした。彼自身も、親族も、主治医も、緩和ケアやホスピスケアや、断食死の可能性については何も考えていなかったことがわかったからである。

　わたしは、自死幇助の話をする前に、次のことを熟慮しておくことが欠かせないことを指摘した。また、Ｃ君には、何らかの理由で、彼の友人に自死の意思に反することがあった

場合、治療者または親族から、告訴される可能性があることも話しておいた。わたしたちの話し合いの中心課題は、C君の友人の意識状態が不安定で、自己決定能力と同意能力があるのかないのかよくわからないという点であった。C君は、わたしの指摘を感謝して受け入れ、友人とその家族に知らせておくことを約束した。以前には、このような話し合いは行われていなかった。わたしとその友人との話し合いは、数カ月前に行われた。

今すぐ人生に終止符を打ちたい！ 自分自身で！

　わたしの知人で患者さんの友人でもある女性から、短い電話連絡があった。その後受け取ったメールには、次のように書かれていた。

敬愛するデ・リダー先生、

　H夫人があなたと連絡を取ってくれて、あなたがわたしを引き続き助けてくれることになったことに、希望を託して感謝しています。

　わたしはALSの患者です。最初の症状が出たのは2018年の1月です。（・・・病院）診断が付いたのは、2018年の8月でした。2018年の9月からは（・・・病院）の外来診療部に通っています。

181

主治医は、女医のL先生です。残念なことに、L先生とわたしの間には、ここ2カ月の間に誤解が生じています。わたしの質問に対して、少なくともわたしがこの病気の症状に耐えられなくなったら、どうすれば人生を終わらせることができるのかについて尋ねたつもりだったのですが、L先生は、それに対して、2つの薬の名前（・・・）を挙げて、「すべての過程は、服用後2時間から2日で終わるので医師は必要ありません」と言いました。L先生は、わたしが「どうせ肺の働きが十分でなくなった時には終わりを迎えるのだから、必要なら薬物で最終過程を簡略化できますか？」と尋ねたと思ったようです。昨日、その誤解が解けました。彼女は、わたしの自己決定で人生を終わらせる手助けをすることはできないとはっきり言いました。わたしは、2カ月かけて死に逝く過程についての準備をしており、自分の決断の正しさを確信していたので、今、この場で区切りをつけたいと思っています。わたしにとっての決め手は、現在、会話と歩行が、確実にできなくなったことです（車椅子で数メートルだけ歩けます）。今年の5月に行われた肺の検査で、夜間用マスクを使うようにと言われましたが、わたしは断りました。自分の主権を失うことに耐えられないからです（わたしはジャーナリストとしてラジオで長く働き、その後は、科学分野の報道や広報活動や、ある公共施設の責任者として働いてきました）。すでに

十分人生を生きてきたので、もう生き続けたいとは思っていません。

わたしの夫も、すでに成人となった娘も、わたしの決定を受け入れて、すべての結果をわかち合うと言ってくれています。できれば、自宅で死にたいのです。自宅には調和の取れた環境があって、数人の女友達がいるので、一緒に、集中的に世話をしてくれます。死のプロセスにも寄り添ってくれるでしょう。他に方法がない場合にのみ、ホスピスを考えています。

先生に質問があります。わたしのような状況で、断食死以外に自分の命を終える他の可能性はあるのでしょうか？ それは、あなたと一緒に、あるいはあなたを通じて、可能になるのでしょうか？ スイスには行きたくありません。あなたは、人生の終わりに断食死を勧めますか？ 断食死の場合、あなた自身が援助や寄り添いをしてくださいますか？ もしあなたの寄り添いが難しいなら、十分に信頼できる緩和医療医（地区の名前・・・）を推薦していただけるでしょうか？ わたしはH夫人と同じ所に住んでいます。もし、医学的な鑑定書とか医師の手紙が必要であれば、その旨教えてください。

H夫人から聞いていますが、わたしのことであなたの休暇を煩わせるようでしたら残念です。わたしは、人生のお別れを7月の後半には始めたいと考えています。

前もって、こころから感謝申し上げます。

      K. T.

親愛なるT夫人へ

　わたしを信頼していただいてありがとうございます。7月末にはイタリアから帰ってくるので、あなたの手助けをすることができます。他にも最重症の患者さんが待っているので、わたし一人でお世話をすることは無理だと思います。とりあえず、他のところで緩和医療を実践している施設とコンタクトを取られることをお勧めします。あなたのことについて、すでに情報を伝えているS医師に話してみてください。わたしが高く評価している同僚のS医師を信頼して、今後も平常心でお過ごしください！

　こころを込めて、ミハエル・デ・リダー

　最初のメールから14日後に、T夫人からさらなるEメールが届いた。

敬愛するデ・リダー先生、

　休暇中にもかかわらず、わたしのお願いに答えていただいてこころから感謝しております。再度お手数をおかけして申し訳ございません。まだ十分に腑に落ちていないので、再度、

手紙を書かせていただきます。先生に教えていただいた緩和医療診療所とコンタクトを取りました。先週、まだ経験の浅いK医師がわたしの家に来てくれました。彼はとても同情的で人間的な人ですが、自分も診療所の他の同僚も、断食の間は緩和的にしか付き合えないし、もっと易しくて早い解決法はないと言っていました。

わたしにとって、断食死は可能な選択肢ですが、それは最後の選択肢です。ALSという病気は、肉体的にも、精神的にも、ひどい苦痛を与えるので、わたしにとっても家族にとっても、これ以上の苦痛は避けたいと思っています。より易しくてより早いお別れを探しています。その際、あなたに頼めるのかどうか、具体的にいつ頃時間が取れるのか、さらにどの程度の時間がかかるのか教えていただければ幸いです（事前に話し合いがあるかもしれませんね？）。あなたは、現在大変お忙しいので、おそらくあなた自身がこれ以上わたしを助けることはできないと言われましたね。もし、他にわたしを助けてくれる人をご存じでしたら、そのドクターとコンタクトを取っていただけると大変ありがたいのですが……。待ち時間と不明な点が多いこの状況は、わたしにはとても耐え難いのです。

敬具　　K. T.

〈わたしの回答〉

親愛なる T 夫人へ

　休暇から帰ってきた後も仕事で余裕がありません。あなたの心配事はよく理解できますが、残念ながらより深くかかわることができません。かかわれるとしても、イタリアから帰ってきた後で早くても 7 月末か 8 月の初めになると思います。

　数週間前から、最重症の患者さんで死にたい人びとからの問い合わせが届いています。この国では、この分野の仕事をしている医師が少ないので、わたしは、できるだけ公正に責任をもって対処したいと考えています。この課題を克服することがなかなか難しいことは、あなたもきっと理解していただけると思います。あなたからの問い合わせの何週間も何カ月も前から、患者さんに対しては約束している義務を果たさなければなりません。引き下がることはできません。どの患者さんに対しても十分な努力をしなければならないからです。

　ここで、患者さんとそのご家族との話し合い、情報提供と啓蒙、保証人義務の剥奪やその他の個々の問題について詳しくお知らせすることは無理です。

　もう一度、断食死について記しておきます。これは大変良い選択肢です。緩和的な寄り添いによって、苦悩から解放されて、人生の終わりに早く導かれます。できれば医師の側から緩和鎮静が行われれば、より良い結果が見込まれます。

メールの内容から、あなたは、もう待っていられないので急いで対応をしてくれる医師を探しておられるに違いないと思います。昨日知ったのですが、そのうちに同僚の1人がベルリンを去るので、あなたが希望する方法で支援する意思と能力のある同僚は見つかりません。

ドイツ人道的死亡協会（DGHS）に問い合わせることをお勧めします。あなたのニーズを満たすことができる最高の医師について、何か知っていると思います。あなたの力を信じています。

こころを込めて！　ミハエル・デ・リダー

敬愛するデ・リダー先生

ご尽力いただきありがとうございました。このたび、S医師と一緒に、断食の道を歩むことに決めました。どうぞ、先生も頑張ってください。

　　　　　K. T.

彼女の決心を聞いて、わたしの気持ちは楽になった。T夫人は、この知らせを受けた10日後に、女友達に囲まれて自宅で穏やかな死を迎えた。S医師が寄り添った。

わたしの気分を変えないで! 問い詰めないで!

〈Eメール〉

敬愛するリダー先生、

　電話で連絡を取ってあらかじめ教えていただいていたので、先生のメールアドレスには間違いはないと思います。わたしは、自分で決めた尊厳のある人道的医療安楽死を希望しています。この国では、密かに安楽死が行われていることは知っています。長い間、尊厳ある人生の見通しが立たずに苦しんできたわたしを、問い詰めたり気分を変えようとしたりしないで、タイムリーに真剣に支えてくれる人に出会いたいと思っています。たとえ第三者を介してでも……。

　わたしは、いろいろ調べています。真摯な対応に出会えることを期待して、このようなメールを差し上げます。

敬具　　D.（女性）

〈わたしの答え〉

　メールありがとうございます。死ぬ時に助けてほしいというあなたの願いもわかりました。

　わたしは医師です。オンラインショップで靴を注文するように、自死薬を提供する者ではありません。わたしが安楽死を提供する場合は、個人的で敬意に満ちた対話に基づいている場合でのみ可能です。最終的には、医師として、あなたの

死にたいという願いが、自由で、責任を持っていて、十分な配慮のもとで、持続可能であることがわたしに示されていて、わたしがそのことを確信してから始まります。あなたの経歴、苦しみ、病気の歴史をあらかじめ詳しく知っておかなければならないし、知りたいのです。少なくとも、それがわたしの倫理的な自己理解です。あなたの条件（問い詰めたり考えを変えようとしたりしないで速やかに……）には、わたしはどんなことがあっても同意できません。なぜなら、あなたは、わたしとは正反対で、不真面目で、倫理的に理不尽だからです。同封のPDFは、安楽死の文脈で、わたしの考えと手順が明確に示されている新聞記事です。

　ご希望に添えなくて申し訳ありません。あなたにとって最良の方法で、苦しみに対処する方法を見つけ出してほしいと願っています。

　　　ミハエル・デ・リダー

ミハエル・デ・リダー先生

　わたしの経歴も同封しています。それを見ていただければ、このことが、世界の狭間で起きていて、多くのハードルがあることがおわかりになると思います。

　わたしは、18歳の時に心身症で精神科に入院しました。研修時の素晴らしい先生方やお手本となるソーシャルワーカー

さんのおかげで、自分の目標を追い求めることができました。念願の認定研修生としての職を失った後、1年間のホームレス生活の後で、再び入院することになりました。最も長いトラウマになりそうなこの出来事は、わたしの心と体に変化を引き起こしていて、わたしの人格は変わってしまいました。もはや、他人にも自分にさえも期待できません。今や、実質的には、二度と活動することができない状態、特に、わたしの成長にとって非常に重要であったはずの研修生時代の活動も再開できなくなってしまいました。

　数カ月の間、ホームレス・シェルター以外には逃れる道はありませんでした。わたしは、麻薬や暴力などの環境からは、できるだけ長い間離れようと試みました。その環境は、わたしの目にはとても非人道的に見えました。ひとたびその環境に陥れば、どうすることもできません。その環境では人間的には生きていけないので、いろいろな症状が出てきました。その間に、数え切れないほどの診断名が付けられ、それと引き換えに、人生の課題も社会的地位も失ってしまいました。この辛さは、どんなにお金を積んでも、埋め合わせることはできないと思っています。

　精神を病んで、社会的弱者のまま生きていくのは嫌です。わたしは暴力的な人間ではないので、この苦しい生活から抜け出すために、自分に対して暴力を振るうこともできません。

第12章　安楽死で苦しみを減らしたい！──医療現場の実践

この苦痛に満ちた人生とは別れを告げなければなりません！

　今、自分がどう見られているのかは想像できますが、それを変えることはできません。一部の人びとは、戦う人として、わたしを覚えてくれるかもしれませんが、いつかはこの網の目のような社会では、わたしは、もはや抵抗することもできなくなるでしょう。

敬具　　D.（女性）

親愛なるD夫人へ

　あなたと共有する情報は、慎重に扱われることを保証します。

　しかしながら、手紙の内容から考えて、あなたの自死願望の手助けをしてほしいという依頼は、お断りするほかありません。第一に、自死は、自由な責任を前提としており、そのためには理解力と同意力が必要です。あなたは若くて明らかに精神的に病んでいる人なので、その点で疑わしく思えるのです。

　これまでにどのような診断を受けたにしても、あなたが、深刻な人生の危機に陥っていたことは否定しません。そして、この辛い危機を乗り越えるために、今のところ誰も助けてくれないようです。それについては申し訳なく思っています。それでも、どうか諦めないでください。死ではなくて、生きるための助けを求めてほしいと願っています。あなたに、で

きるだけ早く助けがくることを願っています。それ以上のことは、わたしにはできません。

ミハエル・デ・リダー

（精神衛生上の危機的状況にある人びとのための連絡先を提供しておきます）

オランダに行くこともできた！ と緩和チームは言いました。

デ・リダー先生、こんにちは！

トーマス・Wさんからよろしくとのことです。わたしからトーマスさんにお願いして、あなたのメールアドレスを教えていただきました。後で知ったのですが、あなたは尊厳のある死について詳しい先生なのですね。

わたしの父は、91歳の最重症患者です。強い痛みに襲われて今では精神に異常を来しています（フェンタニルの貼付は、厚い皮下脂肪が邪魔をしてもはや効かないので外しました）。今はモルヒネの注射をしていますが、それでも時々強い痛みがあります。膵臓がんが疑われていますが、まだ診断はついていません。なぜなら、父は穿刺による診断を拒否しており、今では全身麻酔がかかっているからです。もう生きる意思がないので、できるだけ早く死にたいと願っています。わたしたち家族は、父をどのように助けてあげればよいのかわかり

ません。緩和医療チームは安楽死を拒否しています。かかり
つけの女医さんも同じ考えです。

　父が選んだ人生の終わり方を、わたしたち家族が支えるに
は、どうしたらよいのか助言していただけないでしょうか？
　こころを込めて ― レナ・B

　B夫人とは、電話で何回か話し合った。緩和医療チームに
頼んで、緩和鎮静を行ってもらうとよいのではと勧めた。2
週間後に、Bさんから改めて連絡があった。

親愛なるデ・リダー先生、
　わたしたちが困難な時に、支援していただいてありがとう
ございます。

　先生の助言で随分助けられました。勇気をいただきました。
父は亡くなりました。緩和チームとはさらにもめましたが、
もっと鎮静を深くすることで同意しました。最終的には、穏
やかにこの世を去ることができました。肉体的な苦痛は消え
ていました。

　わたしは、法律や医療関係者が、最終的に尊厳ある自己決
定による死と安楽死の方向に進むことを強く望んでいます。

　「オランダに連れていくこともできたのですが……」と緩
和ケアチームは言いました。かかりつけ医であった女医さん

の言い分は、「法的に守られていないから薬は出せません！」
でした……。ありがとうございました。こころから感謝して
います。

レナ・B.

安らかに逝くために、麻酔をかけてほしい！

　以下のメールは、言語的にぎこちなくて欠陥があるが、届
いたものをそのまま転載する。

リダーさん、こんにちは！

　自分の名前はPです（姓はなく名前だけ！）。自分は37歳、
治る見込みがない絶対的不眠の患者です。眠剤（ロラゼパム）
も効きません。自分の悩みは8週間以上も続いていて、体の
問題も抱えています。痛みと傷の治りは遅いです。脈は速く
て、心臓も狂っていて、集中力はないし、注意力も散漫で、
体温は上がったり下がったり！　先週からは胸苦しくて息をす
るのも大変！　夕方になると、ほとんど毎日ひきつけが出て、
自分にはもうエネルギーが足りなくなってベッドに横になる
ことが多くて、家事のやり繰りもできない。眠れないのでひ
どい死に方をすると思うと怖い。恐ろしいほど疲れてる。た
だ一つの願いは麻酔剤（・・・）で、苦しまずにこの世から
いなくなること。折り返しメールの返事がほしいです。よろ

しく！

   A. R.

親愛なる*R*さんへ

 君が明らかに何かで苦しんでいることに想いをめぐらせることはできますが、具体的に何について苦しんでいるのかどうもはっきりしません。この国には、眠れないことで辛い思いをしている人は何百万人もいますが、あなたは、一体どんな病気に苦しんでいるのですか？ お互いに話し合う前に、あなたがかかわった医師らの所見（医師の手紙、病院の報告書、検査所見、心電図など）が必要です。では、また！

   ミハエル・デ・リダー

リダー先生、こんばんは！

 資料を送ったので来週には届くと思います。残念なことに、自分には*Infakt*（⁉）があって、上と下の気道からひっきりなしに緑色のねばねばした液が、鼻から出て、それに、多分、慢性気管支炎にやられていてしょっちゅう咳が出て、白い、ねばねばした液も出て、息苦しくなります。こないだの水曜日には肺の医者に行って、レントゲンを撮って肺の働きの検査をしたら、そこの医者は、自分の肺には傷跡（！）ができていて肺の全部は働いてはいないと言っていました。自分は

このウイルスには勝てません。皮膚に裂け目があって、もう治りません。この前にメールを書いてからずっと1分も眠ってません。毎日毎日ほとんど眠っていません。

敬具 ― A. R.

親愛なるRさんへ、

　あなたがわたしに送ってくれた資料によれば、あなたは肉体的にはまったく健康です。あなたはむしろ精神科領域の問題を抱えているのではないでしょうか？ そこでお願いですが、どこか適切な相談所か信頼できる医師を訪ねてみてください。きっと助けてくれるでしょう。わたしとしてはあなたとのコンタクトはここまでです。あなたからいただいた資料は郵便で送り返します。

そんな施設には入りたくない!

〈手書きの手紙〉

敬愛する先生へ、

　わたしは、ゲアリンデ・Hと申します。83歳です。以前は図書館の職員でした。すでに老衰の域に入っています。しかし、年齢にしてはまだ元気な方だと思っています。最近、あなたをテレビで拝見して相談したいと思いました。

　数週間前に、わたしより少し年上の姉が死にました。わた

第12章　安楽死で苦しみを減らしたい！──医療現場の実践

しの兄は、ずっと前に亡くなっています。わたしの子供は、2人共娘ですが、外国に住んでいます。昔からの友人や知人のほとんどが、次々とこの世を去っていきました。

わたしは、小さな住居に1人で暮らしています。あなたに教えていただきたいことは、すでに気づいておられるでしょう。まだ、しばらくは生きていたいと思ったりすることもありますが、その一方で、わたしはもう死にたいのです。とても悲しくて気が滅入る状況なので、わたしは、これ以上何も知りたくないのです。壁とにらめっこして、いつも一人でお皿の前にいて、体重も減りました。かかりつけ医は、数週間に1度来てくれます。処方を書いてくれますが、薬を飲むと頭がボーッとするからもういりません。かかりつけ医も娘たちも老人ホームに入るよう勧めてくれます。わたしの姉も2人の女友達もそこで死にました。ホームでは一応世話をしてくれますが、共同生活はほとんどなくて、ちょっとしたパーティーや音楽も、人手不足でほとんどありません。テレビは、いつもつけっぱなしです。テレビは、部屋のなかで一番大きくて大切な備品です。プラスチックの家具と、そうカーペット。そして、いつも、どこかで、尿の臭いがしています。そのような施設には入りたくないのです。それに、介護が必要になってから死ぬというのも嫌なので、むしろ、その前に終わりにしてほしいと思っています。

わたしの少ない年金では余裕はないし、娘たちは遠くに住んでいて、それぞれ家庭を持っていてお金もないので、何もしてもらえません。

　敬愛する先生！　わたしのことを理解していただけたでしょうか？　できれば、眠ったまま、そのまま二度と目が覚めないでほしいのです。その際、先生はわたしを助けていただけるのでしょうか？　もしそうしていただけるのであれば、これほど嬉しいことはありません。

敬具

　わたしは、この孤独で見捨てられた老婦人の手紙に動揺した。この手紙は、同じような境遇にある何千人もの人びとを代弁している。老婦人の願いは「老後の人生を助けてほしい！」であった。自分が、実際に求めていた対話や、思い遣りや、交わりが与えられないという事実を知って、自分自身であきらめていたのである。そのようなことが認められないので、彼女は自分の願いを断念して、当然のことながら、安楽死によって、この不幸を終わらせようと願っているのであった。

　2050年代のドイツ国民がどのように考えているかということを対象にした調査（GfK 2007）がわたしの頭をよぎった。その結果は、国民10人のうちの7人が、老後に介護が必要に

なった場合に、従属、依存、自分で自分をコントロールできないことを極度に恐れており、調査を受けた人びとの3分の1が自殺を選ぶと考えていた。このような調査の解釈には、注意が必要である。このような調査は昔から知られていて、何度も議論されてきた豊かな社会の盲点を指摘している。無数の老人が、尊厳のないまま人生の終わりを迎えざるを得ないという、恥ずかしくて耐え難い状況を物語っているのである。

　わたしたちの社会は、市民とか連帯を大切にする社会であると好んで言っている。多くの高齢者や虚弱者、そして慢性疾患の患者さんに、特に老人ホームや介護施設で、ケアや配慮、有益な介助が与えられていないという不安（あまりにも頻繁に正当化されている！）を持っているというだけで、自殺まで考えたり実行したりすることを許してはいけない。このことこそが、給与の低さに加えて、介護危機の核心部であり、社会的に生産と消費に参加しなくなった虚弱高齢者に対する評価の低さを示しているのである。わたしは、そのように考えている。このような態度が、社会意識に定着し続けて、要介護者の負担が急増していることを考えれば、安楽死反対派が飽くことなく警告している「ダム決壊」への道筋が示される事態になるのではないだろうか？

　わたしはふと思い立って、近所に住むHさんに会いに行くことにした。コーヒーとケーキを食べながら、約2時間にわ

たって意見交換をした。この間、彼女は開花したように見えた。わたしは、彼女の生きる意思を強めたと感じていた。そこで、自殺に代わる選択肢へと話を誘導した。彼女は仕方なく同意した。わたしは彼女の期待に応えられるような老人ホームの場所を探す約束をした。そして、6週間後に彼女はそこに引っ越したのである。その後、2週間ぶりに彼女を訪ねた時には「これはまだ試練です！」と言っていた。彼女は今日に至るまでその試練を撤回していない。

付論（4）

筋萎縮性側索硬化症（ALS）

　筋萎縮性側索硬化症は、最終的には、全身の筋肉が麻痺する重篤な神経変性疾患でまだ治癒が困難な病気である。ドイツには、現在、約8,000人の患者がいる。診断されてからの平均余命は、3年から5年である。人工呼吸器をつけて呼吸を確保しても、病気自体は進行して、ロックド・イン症候群に至る。意識は完全に保たれているが、呼吸、運動、コミュニケーションができなくなる。人工呼吸器を装着しなければ、呼吸筋の麻痺によって自然な死に至る。血液中の二酸化炭素量が増加して（自己）麻酔状態になり、呼吸ができなくなれば、意識もなくなって死に至る場合もある（CO_2中毒）。

　成人期の早期に発症した場合、世界的に有名な物理学者のスティーブン・ホーキング博士のように、最善の医療と看護を施せば、数十年かけて徐々に進行することもある。ドイツ人で最も有名なALSの患者は、画家のイェルク・インマードルフ氏である。彼は10年間の闘病生活の後、2007年に61歳で亡くなっている。

　病気の末期になっても（身体的に）生き延びるために重要な手段は、呼吸器系のサポート（マスク、人工呼吸など）、経管栄養、咳の吸引などである。

ALSの重症度と経過を評価するには、いわゆるALS機能評価尺度が極めて重要である。12項目の症状の評価に基づいて患者の重症度と経過をよく評価することができる。評価する項目は、言語、唾液分泌、嚥下、手書き、刃物の取り扱いや切断、着替えや身の回りの世話、ベッド上での寝返り、階段の昇降、呼吸（安静時やストレス時の呼吸補助具や人工呼吸器への依存度）である。検査者は、各機能を0（機能なし）から4（正常機能）までの値で評価する。達成すべき最大得点は40点である。スコアが低いほど病気が進行していることを意味している。

第13章
病歴に基づく人道的医療安楽死

　重病人がいつまで生き耐えられるのかを決める権利が、患者の側にないとすれば、その権利は一体誰にあるのであろうか？　もしその権利が患者自身にあることに同意するなら、苦しみを緩和するための他のすべての可能性を使い果たした場合、そして、患者自身がさらなる緩和を望んでいない場合に、医師が人道的医療安楽死によって患者を救済することは、人道に沿った行為ではなかろうか？

　このような問いかけは、一見すると安楽死を言葉巧みに美化しているように見えるかもしれないが、わたしは、そのように理解してほしいとは思っていない。わたしは、自分が受けた人文主義的な教育によって、意識的に自律的に考える人間になって以来、率直に問いかけること、探求心、徹底的に疑うことは、わたしの誠実な思考条件であり、第二の天性となっている。わたしにとっては、問いかけるだけではなくて、最終的に答えを見つけ出すこと、解決や決断をすることはとても難しいことである。このことを、医師としてどう考えれ

ばよいのであろうか？ 意思決定能力に弱い医師、自分の治療法を推奨して決定することに自信が持てない医師は、一体どうすればよいのであろうか？ このことを患者さんに対して明らかにすることが、患者さんの信頼を得るための適切な前提条件であるとはとても思えない。この問題に助け舟を出してくれたのは、わたしには長年にわたって集中治療医や救急医としての経験があったので、瞬時に数秒間で判断をすることが絶対的に必要であった経験であると考えている。例えば、ある施設では、多くの病気を抱えている患者さんに、人工呼吸をするべきかどうか、あるいは、蘇生をするべきかどうかについて迷っている暇などはなかった。そのような圧迫感のある状況でも、疑念は残っており、決心した後になってからも、その疑念が激しく襲ってくることがよくあったのである。

　このように、疑念と確信が並存している場合には、解決できない葛藤が残るのである。これから述べる患者さんの場合でも、安楽死を行ったことについての葛藤はつきまとっており、重荷となって残っている。医師であり詩人でもあるゴットフリート・ベンは、その著書『ドッペルレーベン（二重人格人生）』のなかで「すべてを知っていて、常に正しいだけでは、偉大な人物とはいえない。間違っていても自分の内面を信じなければならない場合があること、それが人生である」と述べている。

204

実際には、数多くの患者さんが、わたしに安楽死を求めているが、紙面の都合上、彼らの意思を実現するために、わたしがお手伝いをした3人の最重症患者さんの運命について紹介しておきたい。

「自死だけがわたしの唯一の逃げ道!」

　重病を患っていたリヒアルト・Sさんとの最初の出会いは、2015年の2月、ベルリンのとあるレストランであった。この出会いを実現させたのは、わたしがよく知っている泌尿器科医であった。彼は、自分の力ではSさんの人生の終末について話し合いたいという希望に応えられないと思ったのであろう。Sさんは、何も知らない看護師の運転でビーレフェルトから乗用車でやってきた。Sさんは、わたしがSさんと会う準備ができていることを知って、自然と安堵の表情を浮かべて「わたしとかかわっているあなたの同僚医師のなかには、わたしのような残酷で進行性の不治の病に直面して、自分で自分の命を絶つことと真剣に向き合ってくれるような医師はほとんどいません」と言った。Sさんは72歳で、定年退職後6年が経過していた。彼は、自分の人生と苦悩について、おおよそ次のようなことを話してくれた。教師生活41年。ビーレフェルトのギムナジウムで生物、化学、物理を教えていた熱心な教育者で、副業は作家だと言っていた。36歳で、同じ学

校に勤めていた美術愛好家の上級公務員採用候補の女性と結婚して、数十年間は充実した関係が続いていた。2人にとって大変不幸なことは、子供ができなかったことである。

1996年になって、病気の初期症状が忍び寄ってきたそうである。夫婦で散歩をしていた時に、Ｓさんは、彼女と歩調を合わせることができなくなり、歩く自信がなくなったという。足腰に力が入らなくなり、対麻痺も加わり、背中や下腹部にまで、痛みを伴った痙攣が起こるようになったという。専門医による治療と入院を繰り返したが、その結果、「対麻痺症候群」「原因不明の遺伝性運動感覚ニューロパチー」「アミロイドーシスの疑い」などの曖昧な診断がなされたままであった。上行性の進行性麻痺だけが間違いのない事実であった。原因に基づいた治療法がないので、ただ、鎮痛剤、鎮痙剤の投与と理学療法が行われていた。すでに約1年半前から、歩行はままならなくなり、横断麻痺のために手押し車の助けなしでは動けなくなり、ここ数週間は、車椅子でしか移動できない状態になっていた。3年前には、最愛の妻を悪性リンパ腫で失った。この時、Ｓさんは、自分の病気にとって最も重要なこころの支えを失ったと苦笑いを浮かべながら言ったのである。

「今のわたしは、身も心も壊れてしまいました。麻痺は留ま

ることなく進行するので、いずれは、ベッドに横たわって天井を見上げるだけの存在になってしまうでしょう。わたしは、いつも闘う人でした。わたしのコップには、常に半分水が入っていて、半分以上空になることはありませんでした。今のところ、まだ空っぽにはなってはいませんが、空っぽになった時には、先生、わたしを助けてくれますか？　自分に暴力を振るって死にたくはないし、暴力を振るいたくても振るえないし、首吊り自殺をするための縄を自分で使うこともできません」

　Ｓさんの死が、まだ予見できないことは明らかであった。この点では、Ｓさんは、まだ典型的なケースではなかった。さらに、Ｓさんは、ふさぎ込んだりしてはいなかった。しかし、Ｓさんの病状は、当初から再発を繰り返しており、苦しい経過を辿っていることは明らかであった。単なる肉体的な限界や脱落を超えて、Ｓさんの口を借りれば「ダイオウイカのように」全人格を巻き込んでいるのであった。実存的苦悩を苦しんでいたのである。
　わたしは、医学的に言えば、Ｓさんが納得できるようなこと、すなわち治療の妥当性を確認できるような会話を進めておきたいし、そうしなければならなかった。
　そこで、わたしは、差し当たって、絶望的な病気や、死の

プロセスを歩んでいる場合には、緩和医療とホスピスケアに幅広い可能性があることを説明した。緩和医療が、身体的・心理的症状や苦痛を和らげるために、多くの事柄を提供できることについて説明した。そして、ここには、人間的な配慮、最良の看護と医療に特化された医療、スピリチュアルなニーズの充足、そして自律性の尊重が含まれていることについても説明した。

　Sさんは、わたしを驚かせたくないと思っているのかもしれない。Sさんは、頭を抱えながら、熱心に話を聞いてくれた。

「先生、ありがとうございます。わたしは、十分に情報をいただきました。沢山の本も読みました。そう、それは、多くの人にとって良い方法だと思いますが、わたしには当てはまりません。自分の病気で、まるで虫が仰向けになったまま元に戻れないような状態になってまで、無力感に苛まれるのは嫌なのです。なぜならば、その状態は、恥ずかしいだけではなく、尊厳を損ねるからです」

　Sさんは、説得力のあるしっかりとした言葉を選んでそう言った。

第13章　病歴に基づく人道的医療安楽死

　最初の夜の印象：リヒアルト・Sさんは、自分の死への意思についてしっかりとした考えを持っているようである。わたしは、どんなかたちであれ、彼の傍に立っていることを約束した。将来また会うことも約束した。

　それからの数週間、わたしは、医療倫理綱領では認められておらず、2011年までは法令としても発効されていなかった安楽死に関するさまざまな立場の論争を思い起こしていた。2011年の初頭、当時のドイツ連邦医学評議会議長であったイョルク・ディートリッヒ・ホッペ教授は、ご自身が亡くなる少し前に「安楽死は、医療の課題ではないが、医師が良心と折り合いをつけることができれば可能なはずである」と公な立場から述べていた。わたしには、ホッペ教授の発言は賢明な判断であると映っている。

　しかしながら、その次のドイツ連邦医学評議会議長となったモンゴメリー教授の下で行われた議論の後、2011年6月1日に、ドイツ連邦医学評議会は、賛成166票、反対56票、棄権7票で、その第16条に医師は安楽死を提供してはならないと決定した。この決定は、17の州医師会のうち10州でしか実施されておらず、7州では自由な規制のままであった。いずれにせよ、安楽死は犯罪ではない。

　このような、ばらばらの規制のことはひとまず別としても、刑法が原則的に認めていることに対して、医師会が制裁を科

209

することなど果たして可能であろうか？　もし、わたしが、リヒアルト・Ｓさんの要求に応じた場合、医師免許証の取り消しや罰金刑が科されるのだろうか？　このようなことは、民主的な医学的良心として受け入れられるのであろうか？　わたしの医学的自己理解に基づいた本質的な疑問に、医師会がこのような形で干渉することが果たして許されるのであろうか？　わたしのこころのすべてが、これらに抵抗している。わたしにとっては、安楽死を職業的に禁止することは、死への寄り添いを標準化するのと同様に、憲法で保障されている自らの人生設計とそれを実行する自由を侵害するものに他ならない。自分の死期をかたち作ることは、患者さんと医師の関係という親密な空間にのみ属することである。

　この国の医師の3分の1は、自死幇助に前向きである。この国の国民の大多数が、医療的な自死を容認していることは、何度も行われてきたアンケート調査で是認されている。何年も前から、公の場やメディアで賛成論と反対論が交わされてきたが、反対論がわたしを納得させたことは、一度もなかった。死亡幇助は、社会的弱者や高齢者を処分することになるのであろうか？　アメリカのオレゴン州の経験だけがこれに反対しているのではない（付論(5)参照）。自死幇助を行えば医療従事者に対する信頼が失われるのであろうか？　もし患者さんと医師の間で、自己決定に基づく死についてオープンに話し

合うことができていれば、まさにその逆のことが起こるであ
ろう。加えて、わたしたち医師は、自殺予防を放棄している
のであろうか? 究極の反対意見は、何度も聞かされているナ
チスの安楽死犯罪への言及である。わたしを含めて、すべて
のドイツ人医師は、患者さんに絶望的な病気やコントロール
できない苦しみがある場合、患者さんが自由に責任を持って
希望した死を助けることも含めて、患者さんの自律性を尊重
し維持するために特別な責任を負っているのではなかろう
か? アメリカの法哲学者、ロナルド・ドーキンは、「他人が
認めたとしても、その人自身にとって、自分の人生とは相反
する残酷な死に方を強要することは、根本的に不吉で粗野な
権力行使である」と述べている。これは、まるで、わたしの
ために要約してくれているような言葉である。

　わたしは、ビーレフェルトに住んでいるSさんの家を訪ね
た。彼の住まいは3階にあって、ウォークインタイプの本棚
や、奥様と一緒に過ごした数え切れない思い出の数々が残さ
れており、Sさんは、何が何でもこの「洞窟」から出ようと
はしなかったのである。考え得る限りのケアとサポート用の
機器が用意されていた。トイレ用の椅子からグリップアーム
まで、考えられる限りの介護福祉用具が用意されていた。彼
が大事にしているクロアチア人の介護人は、良き伴侶である
と同時に良き掃除婦であり、車の運転もできるので、買い物

に行ったり医者にかかったり劇場に行くこともできた。Sさんは、移動と自立を最も重要視しており、どんな犠牲を払ってでもそれらを実行したいと考えていた。

Sさんは、車椅子に座ったまま、わたしの手を借りずに、自分の手で夕食の用意をすると言い張って、苦労しながら台所のなかを動いて、お皿をガチャガチャさせていた。「トマトを切りましょうか？ ナイフが手から落ちることが多いので、簡単な仕事でも失敗します。このまま、最後まで頑張れるでしょうか？」Sさんは、文字通り自分の苦しみを見せることで、わたしにプレッシャーをかけようとしているのであろうか？

夕食時、わたしは、自分のこころのなかで迷いを感じていた。本当に、最善の知識と良心に従うのであれば、それを最終的に判断するにしても、あらゆる医療行為が疑いの対象となるのであろうか？ 安楽死以上の医療的判断とは一体何なのであろうか？ Sさんは、致死量の薬を飲むようなハードな、またはアクティブな自死ではなくて、自発的に食事や水分を断つことに同意できるのであろうか？ そうなれば、わたしは解放されることになるのであるが……。いわゆる断食死（付論（3）参照）には、自分を見つめ直すという意味でも忍耐力が必要である。実は、Sさんは、すでにその試みをしていたのだが、失敗したそうである。4日間、何も食べないで、2日間

何も飲まないで頑張り通したけれど、看護師が、もう救急隊を呼びたいと言い出したので、Ｓさんは、そこで断食を止めたのであった。断食と喉の渇きというストレスのかかる症状を和らげるために、わたしが緩和的に付き添うという新しい試みを提案したが、Ｓさんはそれを受け入れようとはしなかった。そして「もし……なら、思い切って一歩を踏み出します！」と言った。Ｓさんは、今後、数週間のうちに身辺整理を済ませて、遺言書も作成しておきたいと考えていた。

　わたしがこれまで持っていたリヒアルト・Ｓさんの印象は、より強くなった。リヒアルト・Ｓさんは、強くて明晰な人格者で、苦しみに耐える力を持っている。その限界はどこにあるのであろうか？　誰が設定するのであろうか？　それは、他の医師と同様に、わたし自身が、自分でその限界を設定して、自分で幇助することを知っているはずである。わたしのように、自死に適した薬を、念のために自宅に用意している同僚が何人いるであろうか？　きっと、少なくはないであろう。

　わたしは、もう一度リヒアルト・Ｓさんに関する医師の手紙を吟味してみたが、わたしを満足させるような記載はなかった。Ｓさんの苦しみの原因を明らかにするために、本当に可能な限りのことが行われていたのであろうか？　結局のところ、治療的なアプローチはもうないのであろうか？　わたしは、大学病院の神経科を探してみた。その数日後にＳさんに

電話を入れて、最終的な確信を得るためにもう一度その大学病院に入院することを提案した。それは、Ｓさんのためでもあり、同時にわたしのためでもあった。Ｓさんは、自分の状態を新たに診断し直すことに何の期待もしていなかったので躊躇していたが、わたしの無理な要求を理解して受け入れてくれた。

わたしの思いは、多くの場合Ｓさんの思いと同じであった。週に数回、わたしは、Ｓさんと電話で話をしており、彼の意思は完成していると感じていた。次第に明らかになってきたことは、Ｓさんが比較的恵まれた環境にありながら、その苦しみは耐え難い制約以外の何物でもないということであった。体重は減少し、食欲はなくなり、疲労感が強く、車椅子で介助者と一緒に家を出る気力もなくなり、社会参加も不可能となって、人生設計も消え失せており、人生の最後の喜びの痕跡さえ散逸してしまっていた。

しかしながら、その苦しみに、いつまで耐えるかを決める権利は、Ｓさん自身以外の誰にあるのであろうか？ また、他のすべての選択肢がない場合、Ｓさんはもはや医学に何を期待できるのであろうか？ それを根本的に否定すれば、ホスピスの創設者であり、元所長でもあったわたしにとっては、視野狭窄に他ならない。安楽死と緩和ケアは、最初からお互いを排除するものではなく、すなわち、お互いに拮抗的に振る

舞うものではなくて、むしろ、一様なスペクトルの両極を指し示しているのである。たとえ、それが稀であっても、その場合の苦悩状況によっては、安楽死が正当化されるだけではなくて必要となるはずである。具体的に言えば、リヒアルト・Ｓさんのような絶望的な病人でも、自由に判断ができて、責任ある行動ができて、最適な医療と看護を受けていて、すべての緩和医療の選択肢について知らされているにもかかわらず苦しみ続けている場合は、本人の明確かつ持続的な意思表示があれば、医療的な支援を受けて、人生を終えることが許されるべきではないか。

　Ｓさんから電話があった。突然の激しい腹痛で、ほとんど話ができないし、看護師とも連絡が取れないとのことであった。わたしは、ベルリンから救急隊に通報して、Ｓさんを入院させた。緊急手術が行われた。診断は、大腸憩室破裂で、基礎疾患との関連はなかった。集中治療室では、広範な腹膜炎、高熱のために、腹壁には４本のチューブが挿入されて、腹腔洗浄が行われ、腎不全となってからは１週間の人工透析、のべ６週間にわたる入院となった。わたしたちは、電話でよく話をした。わたしは、彼を励ました。Ｓさんは、必死な様子で「麻酔がかかったまま手術台の上で死にたかった！」と言った。病院の医師には、安楽死については一言も言わなかったそうである。

「すぐに精神科に送られるに違いないと思ったからです！ 信じてください。わたしは、ここまで我慢しています。リハビリが終わったら、どうしてもあなたに会わなければなりません！」わたしは、再会を約束した。

　Sさんは、わたしが薦めた特別なクリニックに14日間滞在してリハビリも終了したが、結局は期待外れの結果となって失望だけが残った。新たな知見はなく、既知の診断と治療上の推奨事項が確認されただけであった。長年にわたって、膀胱カテーテルを装着しているが、今では排便も我慢できなくなっていた。

「背筋が凍るようなひどい屈辱です。階段があるので、もうこのアパートから出ることもできません！」Sさんは、これまでは1日に2回、1回につき15分ほど、トレーニングのためと功名心のために、手すりを使って上り下りをしていた。3日前に、彼は階段で倒れてしまい、近所の人たちが助けてくれたが、その際、Sさんは、自分自身が押しつけがましい存在になっていたことを嫌という程知らされたのであった。

「肉体的にも、精神的にも、体力もなくなってしまいました、あなたにはわかるでしょう？」

　Sさんは、わたしがいよいよSさんの願いに応じる時がきたことを察知した。しかし、わたしはまだ疑っていた。Sさんの決意というよりもわたしの決意を疑っていた。

そこで、もう一度、彼を訪問することにした。Sさんは、優しく慎重にわたしを促した。もう一度、Sさんと一緒に、自死についてこちら側の可能性を隈なく照らし出してみた。Sさんに考え直してもらうことは本当にできないのであろうか？最後に、もう一度、Sさんの立場になって考え、同時に距離を置いて考えてみた。Sさんは、優しい心遣いを経験しており、友人たちがいて、大切に世話を受けていた。Sさんは、そのことをよく知っており、感謝していた。「わたしのような惨めな人間の魂は、遅かれ早かれそうなるのです……」と言っていた。どうしようもなくて、他人の世話になることに耐えられなかったのである。

「終わりはほしいけれども、病気に滅ぼされるような終わり方はしたくないのです。いずれ病気には屈しなければならないけれども、わたしにとって自尊心と主権は神聖です。まだ自分で判断し行動することができます。しかしながら、その限界は、手の届くところまできています。自死は、残された唯一の道です」

これが、本当にSさんにとっての真実なのであろうか？Sさんの病気は、もはや治療できないし阻止することもできない。一体どうすればよいのであろうか？Sさんの意思は、Sさんにとって、幸せになることと同じなのであろうか？わたしは、Sさんの意思に従わなければならないのであろうか？

従ってはならないことも、間違いではない。同じような境遇に出会った医師がそうするように、わたしは自由に決定してもよいのである。

わたしは、その時、Ｓさんの苦悩が絶望的であることを確信していた。Ｓさんが、そう伝えてくれたのである。それでも、自分自身をしっかり見極めるために、最後に2週間の猶予期間を設けてほしいとＳさんに告げた。自死は、取り返しのつかない行為だからである。Ｓさんは、それを受け入れてくれた。

自死薬は、医師免許証を薬局で提示して購入する。麻薬処方条例の対象にはならない。今、その自死薬は、テーブルの上で、わたしたちの間に横たわっている。わたしは、もう一度、Ｓさんが自分で自分の人生を終わらせるという確固たる意思を持っていることを、自分に納得させた。Ｓさんの決断は、取り消すことはできない。いかなる強制も無効である。もはや、向精神薬も効き目はない。

わたしは、Ｓさんに薬の効果や使用法などについて詳しく説明した。Ｓさんは、自由と責任、そして理性的な心で自死によって命を絶つという決定を記録した文書に署名した。死のプロセスにある本人へのいかなる介入も禁止した。

Ｓさんが決意を実行に移す時には、わたしも一緒にいたいと希望した。Ｓさんは、わたしに知らせることに同意した。静

かで感動的な別れの言葉であった。Sさんは、わたしを抱きしめて感謝してくれた。

その2週間後に、Sさんの看護師から報告が届いた。リヒアルト・Sさんは、2015年12月27日の朝、息絶えて、ベッドに横たわっているところを発見された。その手には、空になったコップが握られていた。それを聞いて、わたしは、ほっとした。Sさんは自死を決行したのである。しかしながら、Sさんが自ら命を絶った時に、わたしは、Sさんと一緒にいなかった。Sさんが、わたしに知らせるのを遠慮していたことが、わたしを苦しめた。実際、苦痛を感じていた。プライドからであろうか？　羞恥心からであろうか？　わたしが、まだSさんの計画を阻止するかもしれないという恐怖心からであろうか？　Sさんが死ぬことを、わたしが望まなかったからであろうか？　それとも法的な影響を避けるためだけなのであろうか？

その一方で、2015年12月10日付けで、新しく制定された刑法第217条が施行され、安楽死だけではなくて、あらゆる形態の死亡幇助の促進が、例外なく実質的に禁止されたが、親族の場合は、免責されていた。ドイツ連邦医師会、教会関係者、いわゆる生命擁護者からの執拗な圧力が、効果を上げたのかもしれない。ドイツ連邦議会で審議された4つの法案のうち、CDU（キリスト教民主同盟）が推した最も保守的な法

案が過半数を占めた。以後、人の自死を、業として行えば罰せられることになった。

　この法律は、元を正せば、スイスで行われているような安楽死施設を禁止することを目的としていたのであるが、実際には、確かな意図があったわけではない。「促進」とか「業として」（この法律の解説を読めば、「職業」と同一ではなく繰り返しを目的とした行為を含んでいる！）が何を意味するのかについては、ドイツ連邦憲法裁判所が明確化を図らなければ（当時はそうではなかった！）、おそらく、刑事裁判所の解釈に委ねられることになったであろう。これでは、どんな医師でも、深く動揺して、死を望む患者さんとの話し合いに入ることさえ躊躇することになってしまうであろう。

　この法律は、医師だけに適用されるものではなくて、その範囲は非常に広く、例えば、タクシー運転手がスイスの安楽死施設に死を望む人びとを定期的に連れて行く場合、そのタクシー運転手は、間違いなく新法の適用を受けて起訴されることになるであろう。同様に、絶望的な病人を受け入れたホスピスが、特に、断食によって人生を終わらせることを意図的に決定した場合、それが、積極的な行動ではなくて不作為に行われたとしても、法律家の間では意図的な断食も自死であるということに、ほとんど異論の余地はない。

　その後、同僚や友人、緩和ケアやホスピスのスタッフ、作

家や弁護士の間で、この新しい法律について何カ月も議論が続いた。重病人と医師の基本的権利が、事実上制限されたことに対する無理解、憤り、そして、困惑が主な反応であった。医師は、死を決意した絶望的な病人を助けるために、最も人道的な方法と手段を自由に使うことができる。わたしの考えでは、この幇助を差し控えることは、決して非倫理的なことではなく、むしろ、他の方法が不可能な場合では、医学的共感の極端な表現なのである。それは、わたしの患者さんであるリヒアルト・Sさんの苦しみを目に浮かべるまでもない。

この間、当然の帰結として、自分の信念を裏切ってはならないし、可能な限り自分の信念を主張しなければならないという確信が、わたしのなかに生まれていた。

わたしは確信している。リヒアルト・Sさんは、自分自身で選び取った死と完全に向き合っていたのである。Sさんの苦悩は非常に大きくなっており、Sさんは、生きることにではなく、苦しむことに疲れ切っていたのである。良心に従って、わたしは、Sさんの側に立って判断した。同じような状況であれば、たとえ何らかの処分を受けても、わたしは同じようにすると思う。

「一日に何回も呼吸苦の恐怖に襲われる……」

エルンスト・Tさんは、インターネットでわたしを探し当

てた。以下のメールに先立って、2019年5月に、娘さんから電話連絡があった。運動神経系の重篤な疾患である筋萎縮性側索硬化症（ALS）を患っている父親が、わたしと連絡が取れるかどうかという問い合わせの電話であった（付論(2)参照）。わたしは、この問い合わせに応じた。数日後、下記のようなメールが届いた。

デ・リダー様
拝啓
　今朝早く、わたしの娘から電話があったと思います。ここでは、まず最初に、現状についての詳しい報告とわたしの懸念について説明しておきたいと思います。はじめに、最後の退院報告書、それから、自死目的の薬物ナトリウム・ペントバルビタール購入申請を却下したドイツ連邦薬物研究所の回答を同封します。

（筆者注：連邦健康省大臣によるこの自死薬ナトリウム・ペントバルビタールの使用禁止条例については付論(2)参照）

現状：
　わたしは、2011年4月に「筋萎縮性側索硬化症」と診断されました。それに引き続いて、わたしは、その病気とどのように付き合っていくべきかについて考えました。それで、早々と「リビング・ウイル」を作成しました。人工栄養も、人工

呼吸も、禁止しました。今でもそれにこだわっていますが、現状は、この病気の末期症状に入りつつあります。病気が進行することで、わたしの活動範囲は少しずつ奪われています。今のところは、頭と指を少しだけ動かすことができますが、すでに、外出することは厄介です。電動車椅子を使っていますが、もう自分では操作できません。ハイキングや旅行に出かけることは、骨の折れる大変困難なことです。今や、本のページをめくることさえできないので、テレビや朗読本やラジオなどの受け身の楽しみに限られています。

　教育を受けた看護陣による集中看護、外来緩和ケア、医師の往診、妻による家族ケアにもかかわらず、わたしの生命の質は悪化し続けています。体中が痛むのです。痛みを避けるために、ベッドや車椅子で体位を変えてもらっても、なかなか面倒な作業で、十分とは言えません。体位変換（脚の位置や両手、両腕、さらに指）は欠かせません。悪化させないためには、腕や脚のリンパ・ドレナージ、徒手療法、理学療法も欠かせません。毎日のことをこなす以外には、生きていく空間も時間もありません。プライベートな事柄は、実際には、何もできません。常に看護師さんや家族の誰かが付き添ってくれています。

　さらに、呼吸筋も、高度に障害されています。呼吸するにも嚥下をするにも、問題が起きます。痰を吐き出すことにも

問題があり、喀出補助器を付けています。話をするのに骨が折れます。毎日、何回も、何回も、空気と闘っています。そして、何かを誤嚥したり、粘液が気道に入ったり、口のなかに溜まったりしないかといつも心配です。

嚥下困難や呼吸困難に加えて、体位の変換その他の際には、パニック発作に襲われます。これらを緩和するために（・・・）を飲んでいます。この薬は、わたしの病気の場合、呼吸を悪化させるかもしれないので余計に不安です。この薬は、いつも不安と苦悩に結びついています。

この家には良い体制があって、数多くの小さなトリックや、補助手段で生き甲斐のある姿にする努力がなされているので、問題はかなり減らされていますが、これらの努力も限界に達しています。それどころか、わたしをサポートするために、非常に広範で包括的なシステムを開発しているので、それを変更したり改善したりするのは簡単なことではありません。それでも不十分です。わたしの状況は、確実に悪化しています。

そうこうするうちに、この病気は、どんどん進行していきました。そういうわけで、今や、自死とか消極的死亡幇助の問題と取り組んでいます。気づかれないように忍び寄ってくる死へのプロセスを阻止したいのです。病気の症状との闘いを止めたいのです。今後、人工呼吸器で命を延ばすことは拒絶します。

第13章 病歴に基づく人道的医療安楽死

　わたしは、別の可能性と比べてみたいと考えています。そこで、あなたと率直に話し合いたいのです。もし、わたしの命を簡単で危険のない方法で終わらせることができるのなら、今では、すぐにでもそれを実行したいのです。でも、そう簡単なことではないでしょうし、そのことについては、今のところ十分な情報を得ていません。専門家は、あらゆる選択肢について、オープンに議論することを避けているように見えることが、よくあります。ほとんどの場合、医師からは、食事療法の中止や、（・・・）の投与量を増やして症状を緩和することを勧められています。このことがもたらす逆境、特に、徐々に投与量を増やしていくことで、これ以上自分で判断できないグレーゾーンに陥ってしまわないかと心配です。わたしは、この考えには、違和感を覚えています。現在の状況を延長するだけの措置には、もはや何の魅力もありません。独断で沢山の薬を飲んだ場合に、どのような問題やリスクが起こるのか、わたしにはわかりません。自殺に失敗したことを親族に見せたくないのです。

　ナトリウム・ペントバルビタールの購入については、すでにドイツ連邦医薬品医療機器庁に申請書を提出しました。しかしながら、最初の回答は、（予想通り）ドイツ連邦健康省か対応するドイツ連邦行政裁判所の違憲判決を前提としており、この申請が成功する可能性はありません。

225

同様に、スイスのディグニタスについても検討しましたが、かなりの待ち時間が必要になるとのことでした。そういうわけで、もしここでの話し合いが成功すれば、わたしにとっては大変好都合なのです。わたしが、ベルリンに行くことも考えられますが、その遠出に備えて、どのくらいわたしの力が残されているのか、話し合いや質問ができるのか、疑わしいところです（続いて話し合いの日時が書かれている）。わたしたちの関心事にかかわってくださることに、前もってお礼を申し上げます。

　　　　敬具　　エルンスト・T

　わたしは、メールに添付された過去の診療報告書から、この病気とその進行経過を確認した。エルンスト・Tさんは、すでにかなり前から、ある大学病院のALS外来診療部と連絡が取れていて、そこの緩和医療チームが医学的な世話をしており、在宅看護は、家の近くの病院が引き受けていた。2015年からは、嚥下障害の問題も起きていて、痰の喀出補助器が用意されていた。わたしにEメールが送られてきた6カ月前に、大学のALS外来診療部は、ALS-FSRスコアの検査を行っており、その値は、20点まで上昇していた。この検査のスコア値は、ALSの12の症状を手がかりにして、その重症度およびその後の経過をよく評価できる。20点という値は、重要な運動

神経機能が深刻な制約を受けていることを示している。加え
て、エルンスト・Tさんの四肢が重度に麻痺しており、嚥下
障害、咳嗽不全、心筋梗塞、敗血症（血液中毒）、高血圧、甲
状腺機能低下があることも文書で証明されていた。そのため、
辛い思いをしながら飲み込まなければならない大量の薬が必
要であった。

　エルンスト・Tさんが、自分自身で具体的に詳しく描き出
した苦境と絶望は、わたしのこころに後々まで残る深い感銘
を与えた（この文章の内容は、娘さんの1人に口述筆記して
もらったものである）。
　そこで、わたしは、本人の希望に応えて、地元にいる本人
とその家族を訪ねて、本人の苦しみや家族の想い、介護の状
況を直接把握することにした。
　わたしは、エルンスト・Tさんの住まいを訪ねた。二世帯
住宅の一室で、掃除が行き届いており、家具もシンプルであっ
た。エルンスト・T夫人と2人の娘さんが、わざわざお出で下
さってありがとうございますとこころから感謝してくれた。
エルンスト・Tさん自身は、居室の車椅子に座っており、そ
の前には話ができるコンピュータが備えられていた。箱形の
まくらと幅広のバンドで、頭、胸、細くなった腕を安定させ
ており、わたしは、その姿を見て、電気椅子に座っている死

227

刑囚を連想してしまった。

　見るからに、最大限の努力をして、ゆがんだ表情の笑顔を
わたしの方に向けて、エルンスト・Tさんは、苦しそうに、た
めらうように口を開こうとしていた。ほとんど聞き取れなく
て、理解し難い言葉を発しようとしていた。病気のために、
顎と頬の筋肉は健康な機能を失っていた。

　わたしの予想に反して、コーヒーとケーキが用意されてお
り、クラシックのピアノ音楽が聞こえていた。部屋の雰囲気
はリラックスしていた。エルンスト・Tさんとそのご家族と
一緒に過ごした約4時間の間に、ご家族から病気の経過とこ
こ数年間の病状、今や、悪化して耐え難くなった苦悩につい
てもう一度、詳しい説明があった。ご家族にとってさえ、そ
の症状はあまりにも厳しく困難であった。愛する父親であり
夫であるTさんの命が短くなってもよいとの本人の意思に、
全員が疑念なく賛成していた。長年にわたって、2人の娘さ
んと奥さまは、下の娘さんが言う通り、父親の世話を当然の
こととして喜んで引き受けてきた。もちろん、自然な経過で
最期を迎えるまで世話をするつもりであったが、その間に、
エルンスト・Tさんは、繰り返し、きっぱりと、自分は、も
う力が尽きているので、死ぬことを望む以外には何もないこ
とをわかってほしいと言っていた。エルンスト・Tさんは、わ
たし宛ての手紙で、この考えは、自分だけではなくて家族も

わかち合っている願いであると伝えていた。

　彼は、筋萎縮性側索硬化症（ALS）を患った患者として生きているが、ALSの患者さんは、病気が進行しているからといって、必ずしもその存在が耐えられないと感じているわけではない。ある患者さんは、家庭で数多くの自助グループに支えられて大事にされており、彼ら自身の証言によれば、生存資源を強化して人生に立ち向かう勇気と運命共同体における有意義な存在を体験しているのである。12年間この病気と向き合い、人工呼吸をしなければならなかったジャーナリストのベネディクト・ミュルダー氏のように、生存のための闘いは、政治的なプロジェクトとなっており、後にそのことを公表している。彼は、2015年に、ベルリンのターゲス・シュピーゲル誌に「わたしは、すべての自死行為とは程遠い。それも自由に属する行為かもしれないが、そのような絶望的な行為は、社会性を問う行為だと固く信じている。（中略）死は、人間が意のままにできることではない。死は、必然的で避け得ないものであるが、コンピュータ型社会は、このことに終止符を打ちたいのである。地域や家族の負担になるという良心の呵責、自己決定のはずの門前払いは、生きる意欲や自尊心の崩壊と手を取り合っている。不治の病気の終末期患者の上には、ギロチンが宙吊りになっている。（中略）その過程で、豊富な経験だけではなく、珍しい視点と共鳴する空間

229

のなかで、宝物のように扱われることが期待されているのである」と記している[1]。

　ベネディクト・ミュルダー氏が、自身の過酷な運命と闘った態度には、尊敬の念を持つと同時に感嘆せざるを得ない。そこには、彼の夫人、ご家族、友人らの大きな支えがあったであろう。病気の始まりから2020年12月の死に至るまで、彼らは献身的に看護と世話をしており、彼は、まるで宝物のように大事にされていたのである。

　これは、エルンスト・Tさんが、わたしに明言してくれた状況と同じである。同時に、同じ病と闘いながら倒れることを望んだベネディクト・ミュルダー氏の場合と比べてみれば、エルンスト・Tさん自身が、覚悟を決めて耐えていた苦しみの大きさが明らかに違う。これが、2度にわたってエルンスト・Tさんを訪問してわたしが感じた印象である。わたしの考えでは、この2つの姿勢は、互いに比較するものではなくて、むしろ、どちらも人生の終末に与えられた自由を表現するものとして同じくらい重要なのである。

　苦悩とは、一体どんなことなのだろうか？ 耐え難い苦悩とは、一体どのような苦悩なのだろうか？ エルンスト・Tさんの自死幇助を考えているわたしのような人間は、この苦悩をどのように理解したらよいのだろうか？ 依頼された自死幇助を、道徳的に正当化するためには、どのような特質を持って

いなければならないのであろうか？　エルンスト・Ｔさんが、文字通り最も厳しい苦しみのなかに閉じ込められているという事実は、すでに記したように、目に見えて破壊されている肉体を直接的に意識した時、わたしには、直ちに明らかになったのである。他のすべての人にとってもそうだと思う。それは、患者さんに骨転移があって、一時的に耐えられないような単なる痛みに悩んでいる患者さんとはまったく違う。疼痛自体は、最も辛い苦悩を意味するものではない。痛みは言葉で相手に訴えることができる唯一の直感であるが、エルンスト・Ｔさんの苦しみのように、客観的に体験することはできない。これは、感覚的に知覚できる呼吸苦とか、車椅子に監禁されているとか、コミュニケーション能力の著しい制限として、部外者に明らかになっているのである。

　Ｔさんの文章からだけではなく、彼の苦悩に満ちた存在を身近に体験することによって、それがお手本となって、実際の苦悩が、ほとんど手に取るようにわかるようになるのである。苦悩は、基本的に深い喪失感、個人の自由度のほぼ決定的な消失、仲間との交流の欠如から生じるが、それらは、人生における多くの喪失状況を特徴付けている。さらに、苦悩は、通常１回限りの出来事ではなく、時間とともに引き伸ばされるプロセスである（特に末期の病気を伴う必要はない！）。苦悩は、客観的に定義したり診断したりできるもので

はない。当人の内面的視点からでしか理解できないものである。幸いなことに、苦しむ人びとは、しばしば他人の（治療的な）助けを借りて苦しみと共存したり、耐えられるようにしたり、苦しみを軽減するための自分自身の資源を持っている。一方、エルンスト・Tさんの苦悩は、進行性の不治の病の末期であって、命を奪うような病気に深く基づいており、極度の精神的苦痛を伴いながらも、なお、彼を一人の人間として包んでいるのである。身体的、精神的、社会的な事柄、不可能な社会参加は、すべてに深刻な影響を及ぼしている。彼の人生は、もはやどうにもならない次元に達している。エルンスト・Tさんにとっては、死ぬことが唯一の願望となっており、この世に存在することを拒否しているのである。

　ご家族が不在の折に、わたしは、エルンスト・TさんにALS機能スコア検査（病気の重症度判定テスト：付論（4）参照）を行った。彼の病状は、明らかに悪化していた。わたしは、エルンスト・Tさん自身とそのご家族に、彼の誤解の恐れのない意思表示に応えることを明言した。その前に、ALS在宅医と緩和ケアチームに連絡を取って可能な限り関係者全員の合意を得たいと考えていた。エルンスト・Tさんのために、緩和鎮静が可能かどうかについて、同僚と話して明らかにしておきたかったのである。緩和鎮静は、他の方法では治療できない症状を緩和するために、点滴で鎮静剤を投与する方法である。

第13章　病歴に基づく人道的医療安楽死

死期が早まる可能性があるため賛否両論がある。

　別れ際に、わたしは、エルンスト・Tさんやそのご家族に、どんなことがあっても彼を一人にしないと約束した。また、同僚との相談がうまくいかなかった場合には、自死幇助を行う用意があることも明言した。わたしは、協議の結果がどうであれ、1週間後に再び訪問することを約束した。

　エルンスト・Tさんの苦悩を、緩和鎮静を用いて命を短くするという努力は徒労に終わった。緩和チームは、法的に担保されていないデリケートな方法であることを口にし、また、自分たちが、同僚の間でトラブルに巻き込まれることを嫌ったのである。ALS在宅医は、客観的なデータに基づいて一人で議論をしており、「昨年の秋には『肺活量（SCF 35％）の減少が認められ、咳嗽量も減少（当面のピークフロー100 L/min、正常値280 L/min）していたが、1カ月に1.0スケールポイントずつ減少しており、ALS全体の経過としては、1カ月に1目盛りの減少で、全体としてはまだ治療の選択肢は尽きていなかった。従って、咳止めの補助の中止や、アヘン剤の補完的な増量も可能であり、さらに、患者さん自身は、断食死の可能性も考えていた』」と述べている。

わたしのレジュメ：
　[エルンスト・Tさんの自由で揺るぎない決断は、緩和ケア

233

チームとALS在宅医の法的懸念、自分の利害関係、測定の数値的価値によって大きく制限されていた。彼らの自己中心的で症状に対する形式的なアプローチと自己防衛的な（医療的）態度には、患者さんの苦しみを受け入れる余地はなかった。だからこそ、患者さんは、医療の助けによってそれを終わらせることを要求したのである。その手助けをすることは、正当であると同時に、むしろ、必要な医療行為であり、わたしにはそれを果たす覚悟があった]

　約束通り、わたしは2回目のエルンスト・Tさん宅の訪問を行った。Tさんは、胸が締め付けられるほどふさぎ込んでいたが、覚悟を決めた興奮感も漂っていた。Tさんは、質素なスーツを身にまとって、車椅子に座っていた。傍には、蝋燭が灯っており、小さな花瓶には、白色のバラが飾ってあった。わたしたちは、Tさんを囲んで腰をかけていた。わたしは、緩和ケアチームとALS在宅医が語ったすべてについてTさんたちに話した。Tさんにも、ご家族にも驚いた様子は見られなかった。

　エルンスト・Tさんが自死を遂げるための用意はすべて整っていた。わたしは、数種類の薬を粉末にしてわけておいた。Tさんは、曲げやすいストローで、軽く甘みがつけてある薬の入ったお茶を吸い上げて飲めばよいのである。その前に、夫であるTさんに関するすべての健康事項の委任を受けたT

第13章　病歴に基づく人道的医療安楽死

夫人が、わたしの勧めで、保証人義務の解除宣言にサインをした。夫が自由で責任をもって決定したこと、その意思は安定していることが文章に残されていた。そこには、自死を決定した者が意識不明となった時点で、何らかの救助活動を開始することを禁止すると書かれていた。

　わたしは、エルンスト・Tさんの上に屈み込んでみて、Tさんがお茶を吸って飲み込むことができると確信した。わたしは、もう一度、Tさんに「まだ人生を終わらせるという折れない意思はありますか？」と尋ねた。Tさんは、うなずいた。話すというよりも喘ぎながら、静かだけれどもはっきりと、「はい」と返事をした。エルンスト・Tさんの遺言には、Tさんがわたしへの手紙に書いていた通り、自死は家族全員の関心事になっていると記されていた。しばらく無言の時が経過した。エルンスト・Tさんが永眠する時に聞きたいと願っていた音楽は、グレン・グールドが奏でるヨハン・セバスチアン・バッハのゴールドベルク変奏曲であった。その曲が聞こえていた。

　エルンスト・Tさんの最期は、わたしとご家族がいる前で成就した。合併症もなく、平和裏に成就した！　Tさんは、薬物を溶かしたお茶を、数秒の間に、躊躇なく、誰の助けもなく飲み干した。すでに、極度に衰弱していたTさんは、わずか30分ほどで死を迎えた。その顔には含みのある笑みが浮か

235

んでいた。「父は救われたようです！」と、次女が感慨深げに
ささやいた。その声には、安堵感が漂っていた。

「死ぬのは怖くない、充実した人生でした！」

　アストリッド・Kさん、ドイツ文学者、67歳、独身、年金
生活、静かで繊細で優しい女性。その一方で、とても力強く、
自分に自信があり、自分自身に安らぎを感じており、死に瀕
している病人のなかでは、ほとんど経験したことがないくら
い、珍しいほどしっかりした人であった。わたしたちは、あ
る書店で、作家で医師のゴットフリート・ベンについての講
演とディスカッションのイベントがあった時に、偶然出会っ
た。彼女は、椅子の列の一番端に座っていた。その横には、
折りたたんだ手押し車が置いてあった。わたしは、彼女の後
ろに座っていた。講義終了後の休憩時間に、手押し車が挟ま
れていたので、彼女はわたしの方を向いたのであった。わた
しはそれを解くのを手伝った。短い言葉のやりとりが続いた。
彼女は、「多発性硬化症」「糖尿病」、そして、長年にわたって
徐々に失われていく視力のことを何気なく話した。その後で、
「いろんなことに、慣れることができるのよ！」
と、ため息をつきながら、皮肉を込めた言葉を付け加えた。
「要は、頭が、まだ半分働いているということよね。ありが
とうございました。もしよろしければ、ご一緒にワインを飲

みませんか？」

　その書店の一角で、わたしたちは、それぞれの仕事の話や
趣味のこと、もちろん、ベン氏の講演のことなどについて話
し合った。彼女は、何十年も前の国家試験で、ベン氏の晩年
のエッセイについて述べたそうである。わたしは、同僚のベ
ン氏については、学生時代に、特に、彼の晩年の詩を読んで
おり、今回は、ちょうどフリッツ・J.ラダッツによる衝撃的
なベン氏の伝記を読んだところであった。

「ラダッツ氏は、見たところ、肉体的にも精神的にも重い病
気に罹っている様子はなかったのに、2015年に、スイスのディ
グニタスで、安楽死を遂げましたね！」と彼女は言い添えた。

　わたしは、「そうでしたね！」と答えた。

「ディー・ツァイト紙に掲載された彼の最後の寄稿文、アレ
クサンダー・フェストに宛てた手紙をご存知ですか？　83歳
のラダッツ氏は、空っぽな命を生きてきたと書いていますよ
ね。空っぽなのです。無感覚で、反響のない世界をさまよい
歩いただけで、余計なお世話をしただけの人間。彼は、この
世界を空しく生きたと言って、自死を正当化したのよ。何と
も極端な話ですよね。頭と体が無事なら、老人になっても、
未来はあるし、生き甲斐のある充実した人生を送る可能性も
あったのではないのでしょうか？　ラダッツさんのセリフは、
心苦しいと思いませんか？」

237

「そのような考えが、まったくわからないわけではありません」
とわたしは答えたが、彼女の表情には、何か迷いを感じさせ
るものがあった。彼女は続けてこう言った。

「あなたは、ベン氏が書いた晩年の詩をご存知ですか？『虚
しさ』と『自分の描写』のたった2つだけ！　この2つの言葉
には、これまで明確な意味を持たせることもなく、議論が尽
きることもありませんでした……。しかし、この言葉は、わ
たしの内面と切り離すことのできない病気を通して、長い間、
わたしと共にあったのです。そして……、わたしの人生その
ものに終止符を打つために……」

　彼女はしばらく黙っていたが、

「その言葉が、わたしの力を超える時がくれば、それは、何
年も繰り返し起こる身近な想いに他なりません」
と付け加えた。あまりにも激しい会話だったので、講演の討
論を聞き逃したまま、イベントは終了した。会場の外には、
すでに、彼女が呼んでいたタクシーが待っていた。話が弾ん
だ余韻を残したまま、お互いに別れた。

「あなたと話ができてよかったわ。ひょっとして、お医者さ
んの助言が必要になったら……。あなたに、電話をしてもよ
ろしいですか？」

「あぁ、いいですよ。喜んで！」

　8週間後に、わたしの電話が鳴った。

238

第13章　病歴に基づく人道的医療安楽死

「すみません。今、あなたを、電話で煩わせてもよろしいですか？ わたし、大変不安なのです。……お腹が、次第に膨らんできて、ここ4週間で6キロも体重が減ってしいました」

アストリッド・Kさんは、最初に出会った時から目立って痩せていた。

「もう、医者にかかりましたか？」

「いいえ、まだかかっていません。わたしは、定期的に神経内科医と眼科医にはかかっていますが……。今のところ、かかっていません。黄斑変性症もあるので、定期的に眼科にも通っています。内科のかかりつけ医は、そうこうするうちに、死んでしまいました」

「Kさん！ まずは、急いで内科医を受診することを勧めます。その内科医は、わたしを診てくれているかかりつけ医で、大変親切で学識経験のある同僚医師です。わたしからよろしく言ってください。これから、あなたを、その先生に紹介しますから、急いで診察日を決めてもらってください」

内診所見は悪性であった。同僚は、腹水と診断して、すぐに顕微鏡検査を行った。その腹水は、がん細胞だらけであった。婦人科的な腫瘍の疑いがあったので、同僚医師は、婦人科を紹介した。PET-CTや撮って、腹腔鏡で細胞診を行ったところ、卵巣がんの末期で、すでに腹膜、リンパ節、左肺に転移が広がっており、疑いもなく進行がんの所見であった。そ

ればかりではなかった。微細組織検査では、すべての卵巣がんのなかで、最も浸潤性の高い変異体である漿液性乳頭状嚢胞腺がんが検出された。

「まだ信じられないわ、まだ大丈夫！ 多発性硬化症も、今のところまあまあなの、目の方がもっと心配！」

アストリッド・Ｋさんは、わずか数日前に診察を終えたばかりであった。カフェで会った時には、驚くほど落ち着いているように見えた。

「でも……。どうして、そんなことになるのかしら？ わたしの卵巣は？ ……婦人科系やお腹の病気には罹ったことがないのに……。家系にも、『がん』はいないし……、そう言えば、叔母が卵巣がんで死にましたが……」

婦人科医は、アストリッド・Ｋさん自身が言っているように、共感を示さないまま、言葉少なく検査の所見と予後不良（＝不治の病）であることを突きつけた。即座に入院して、手術とその後の化学療法を受けなければ、命が助かる見込みはないと言って、入院を勧めたそうである。

「それは厳しかった！ ショックでした。じっくり考える時間をくださいとお願いしました。あなたならどうしますか？」

わたしは、何と答えればよいのだろうか？ この命取りになるような所見は、わたしにとっても不意な奇襲であった。どんな困難にもめげないように、彼女を励ますべきなのだろう

か？ 彼女の運命と和解するように、試みるべきなのだろう
か？ わたしは、どんなに賢明なアドバイスも、今の彼女には
通用しないと感じていた。しばらくの間、わたしたちは、午
後も遅くなった陽の光のなかで、黙って、お互いに向き合っ
ていた。彼女の肩に腕を回したかったのだが、邪魔になりそ
うなのでやめた。わたしは、彼女の腕に、そっと手を置きな
がら、彼女の方を向いて、お互いに顔を見ながら言った。

「どんなことがあっても、わたしは、あなたを一人にはしませ
ん。わたしは、あなたのためにいます。このことは確かです」

　もし彼女が許してくれるなら、わたしは、医師として、彼
女の運命の伴侶になろうと自然に決心していた。

　慰めという言葉は、医学用語としてはタブーである。嫌わ
れ者である。わたしは、医師が、患者さんには慰めが必要で
あると言っているのを、ただの一度も聞いたことがない。ま
してや、医師が、自ら進んで、患者さんを慰めたという話は
聞いたこともない。慰めは、医師の使命のレパートリーには
ないのだろうか？ 慰めが重要であることは、もちろんわかっ
ているにもかかわらず、絶望的な病人に慰めの言葉をかける
責任を負うのは、親族や牧師だけというのはなぜなのだろう
か？ 医療者の使命は、病気に対処するという意味で、病人を
治療して、カウンセリングをして、励ますことだけなのであ
ろうか？ 慰めは、医療の使命のレパートリーに含まれていな

いのだろうか？ 治る見込みのない病気に罹った患者さんへの慰めと励ましは、緩和ケア医、ホスピス医、看護師に委ねていてよいのだろうか？ 慰めが、親戚や牧師や介護ボランティアに喜んで委ねられているのは、わたしの理解では、緩和医療やホスピスで働く医師や看護師の間でさえ、慰めはむしろ珍しい善だからである。

慰めとは、何を意味しているのだろうか？ わたしは、慰めの言葉を軽んじてはいけないと思う。言葉の効果には限りがあるが、慰めには大きな効果がある。わたしの想いは、慰めで最も大切なことは、絶望的な状況にある仲間を一人にしないように安心させること、その人に寄り添っているという確信と気持ち、物理的な意味では、存在の近さや触れ合いを通じて慰めを与えることである。そして、このことは、人間的な医師の使命として、放棄してはならない大切な側面なのである。

わたしは、その診断の重大さを軽視することなく、優しくアストリッド・Kさんの質問に答えた。残念ながら、この腫瘍は、初期には無症状で、通常は、かなり進行してから発見される。卵巣がんに罹患した女性が残念に思うほど、現在でも一部のがんは、早期発見が困難な場合がある。遺伝的な要因に加えて、子供がいないことが、この病気の発症に有利に働いたのであろう。この2つの事柄が、彼女に当てはまって

しまったのである。

「もしかしたら、わたしは、何か偽りの人生を歩んできたのでしょうか？ 子供もいないし！ 長い間タバコを吸っていました」

Ｋさんの顔には、諦めの表情が広がっていた。

「誓って言いますが、それは全然違います。自分を責めないでください。自分を責めると、物事がまったく違った方向に進んでしまいます。そのような患者さんは、病気と罪悪感で二重の苦しみを味わうことになります。『がん』という病気は、診断や治療が大きく進歩したにもかかわらず、いまだに原因は解明されていません。このことが『がん』を説明しようとしても、不条理な試みになることを助長しています。あなたもご存知のスーザン・ソンタグは、その世界的に有名なエッセイ『隠喩としての病い』のなかで、『がん』を科学的に解読することによって克服できるとして『がん』の致命的な心理学化・神話化に激しく反対しています」

わたしは、話を中断した。『がん』の説明とスーザン・ソンタグの話ばかりして、肝心のアストリッド・Ｋさんのことは眼中になかったのであろうか？ それは、認めなければならない。自分自身の言葉から出たものではない発言に巧妙に巣食っていたのは虚栄心であった。それでも、Ｋさんにとっては、何かの参考になったようである。Ｋさんは教養のある女

性である。

「その婦人科医が話したことは、よくわからなかったのですが、あなたが説明してくれたので、少し安心しました。先生！ わたしは、今、自分の『がん』に何をすればよいのでしょうか？ あの婦人科医が勧めたように、手術をして化学療法を受けるべきなのでしょうか？ 化学療法については、沢山悪い話が聞こえてきます。それに、そもそも、せいぜいのところ、少しだけ延命が期待できる程度でしょう？ 最近、『がん』について、沢山の本を読んでみました」

「そうです。ジレンマです。あなたの病状では、どの治療に賛成でどの治療に反対なのかを決めるには、答えられないほど沢山の問題があります。まずは、あなたの生存期間を延ばす治療を提案するべきですが、どのような治療が良いのでしょうか？ 費用がかさむ場合があります。わたしの考えでは、それを決めるのは、あなた自身です。どのような理由であれ、生きていることが、あなたにとってどのくらい大切なことかという問題です。そのために、あなたは何を覚悟しているのかということです」

「自分の命には、こだわっていません。死ぬことが怖いとも思っていません。これから、わたしにどんなことが待ち受けているのか、もっと詳しく教えてくれませんか？」

　わたしは、これからの治療の負担を、軽視したり誇張した

第13章　病歴に基づく人道的医療安楽死

りしないように気をつけながら、また、これからの治療の負担を軽くもせず大きくもしないように気をつけながら、治療の方針を説明した。大がかりなお腹の手術、場合によっては、大腸の部分切除、しばしば、長時間にわたる化学療法、治療結果の連続モニタリング、採血、画像撮影、足繁くやってくる医師団や実習生、体力や気力の低下、睡眠欲求の高まり……。

「もしかしたら、あなたは、これらの重荷を自分で背負いたいのかもしれませんね。あなたは、内なる強さをお持ちです。その一方で、治療経過を確実に予測することができないので、治療を行わない選択肢を考慮する必要もあります……。このことについては、反対意見よりも賛成意見の方が多いようです。……いや、ひょっとしたら、病状は、ゆっくりと進行するのかもしれません。どのような症状が出てくるのでしょうか？ あなたのように、比較的進行した所見があっても、治療なしで数カ月の間かなり元気に過ごせた『がん』の患者さんを、わたしは何人か知っています。ただ、一つ言えることは、痛みを我慢する必要はないということです」

アストリッド・Kさんの帰国後に、わたしたちは再会した。顔色は悪かったけれども元気そうで、海のことや友達のことについて生き生きと話してくれた。

「彼女たちは素晴らしい人たちです。今のわたしにとっては、

245

とても大切です。わたしたちは、一緒に、泣いたり笑ったりしました。アブラハムの城にいるような、安心感がありました。彼女たちは、これからは、週ごとに交代でわたしのアパートで一緒に暮らすことになりました……」

わたしは、Kさんの話をよく聞いてから、彼女と握手をした。しかしながら、彼女は、自分で口を閉じてしまった。今になって、何かわたしに迷惑をかけてはいけないと思うことが起こったのであろうか？ Kさんは、ゆっくりと一言一言噛みしめるように言った。

「わたしは決心しました。どんな治療も受けません。手術も化学療法も受けません。わたしに残された時間を、できるだけ充実した時間にしたいのです。いつまでこの『がん』と一緒にいるのかについては、誰にもわかりませんよね？ しばらくは静かにしていてくれて、もう少し長生きさせてくれるのかもしれません。それにしても、いつの日にか、きっと、終わりの日が来るのでしょう。病気はあっても豊かで充実した人生を送ってきたし……沢山旅もしたし……魅力的な人びととも出会ったし……だから、ついに、死ぬ時がきても、死を遠ざけるようなことは絶対しません。……死ぬことを恐れてはいません。……その時が来れば眠りたいだけです。……わかってくれますか？ ……その時は、その時です。……多分、もうすぐ傍まできているのでしょう……。その時には、わた

246

第13章　病歴に基づく人道的医療安楽死

しを助けてくれますか？」

　アストリッド・Kさんは、懇願するような、しかしながら、しっかりとした眼差しでわたしを見つめた。一瞬、わたしは啞然とした。何を、どのように、答えればよいのかわからなかったのである。

「約束しましたよね。わたしは、あなたを一人ぼっちにはしません。それは、あなたを助けるということです。ただ、どのように助けるのかについては、あなたと詳しく相談しなければなりません」

　2日後、アストリッド・Kさんから、一度自分の自宅を訪ねてほしいと依頼された。2人の親しい友人が一緒であった。その日のKさんは、弱々しくソファに横になっていた。しかしながら、わたしが部屋に入った時には身を起こそうとした。

「わたしは、もう一度、よく考えてみました。長い間、病床についているのは嫌です。友人たちも、理解して支えてくれます。……できるだけ多くの時間を割いて、まだ別れを告げられるうちに、他のみんなに別れを告げることを願うだけです」

「そのことはよくわかります。……けれども、緩和医療やホスピスについて、もう一度よく考えてみましたか？　あなたの希望を受け入れてくれると思うのですが……」

　アストリッド・Kさんと彼女の友人に、わたしは30分ほど

247

かけて緩和医療の治療とホスピスの価値とその可能性について説明した。

「わたしは、あなたを信じています。……この環境を変えたいとは思っていません。他人の世話もいりません。このアパートなら安心です。……わたしは、ここで死にたいのです。すべてのことを考えて、友人のリンダとキャスリンに相談しました。二人共わかってくれて、わたしが死ぬ時には、傍にいてくれます」

わたしは、心のなかで、自分の考えをまとめてみた。Ｋさんに何をしてあげられるのだろうか？　Ｋさんは、自分の運命に抵抗するどころか、喧嘩をしたこともなく、最初から避けられないものと諦めているのである。最期への想いは、長い間、Ｋさんと共にあった。すでに20年前から、多発性硬化症を病んでおり、さらに、糖尿病と視力の低下、そして、すでに、過剰なエネルギーの消耗で生きる意欲を失っていたにもかかわらず、これらの病気に加えて、ついに卵巣がんが見つかり、診断の時点で、すでに、転移が見られていたのである。アストリッド・Ｋさんは、この世からの別れを自ら決意したのであった。

アメリカの精神科医であるエリザベス・キューブラー・ロスは、1969年に出版した『On Death and Dying（死ぬ瞬間）』という本のなかで、死に逝く過程には、多かれ少なかれ、相

前後して現れる５つの段階があると説いている。ショック-怒り-駆け引き-落ち込み-同意である。Ｋさんも、確かにこの苦しい局面を経験して苦しんでいた。「がん」と診断されるよりもずっと前からのことである。ある意味で、Ｋさんは、死ぬ間際まで生きていたかったのである。

アストリッド・Ｋさんは、もうしばらく待って、その間に自分の決断を熟考してから、友人に別れを告げたいと話した。わたしは、そのことを聞いて気が楽になった。Ｋさんが、自分にとって確かなものを見つけて決心した時には、わたしに連絡をすることで合意していた。最後に、わたしは、もう一度、緩和ケアを検討してみてほしいと迫ってみた。その際、安楽死を決意した場合、どのようなことが待ち受けているのかについても、詳しく説明した。安楽死によって人生を終えることを、自由な責任と、十分な配慮のもとに、取り返しのつかないかたちで決断したという短い宣言書を作成しておいてほしいとお願いした。最後に、鎮痙薬やアヘン剤など、さまざまな強力な鎮痛剤を渡して、その効果や、痛みがある場合（今のところ、ほとんど痛みはない）には、いつどの程度の量を服用するべきかについて説明した。

「あなたは、ここにいる方がいいですね」

わたしが、最後にアストリッド・Ｋさんのアパートを訪ねてから、16日が経過していた。それは夕方に近い頃であった。

女友達が寄り添っていた。Kさんは、彼女の居間に配置されているベッドの縁に座っていた。彼女の友人のキャスリンが、アストリッド・Kさんの腕と肩に、ウールの毛布を掛けてくれた。Kさんは、劇的に痩せ細っていた。彼女の顔には、苦悩と疲れが現れていた。

「お腹の痛みが数日前から強くなりました。……あなたからいただいた強い水薬をおとといから飲んでいます。……すると少し良くなります」

アストリッド・Kさんは、わたしにサインの入った申告用紙を渡してくれた。わたしは、Kさんが、最終的に安楽死を決意していることを、Kさんの口から直接聞きたかったのである。

「今日逝きます！……今日の夕方！……わたしには、自分の最期が近いと感じているので、お迎えが来るでしょう。……あの薬を持ってきてくれますか？」

わたしは、すべての準備をしていた。リンダと一緒に台所に入った。果実のジュースに混ぜ合わせて薬を調整している間に、わたしは、リンダに、アストリッド・Kさんが自分の決定について、ここ数日の間に何らかの疑いとか、確信が持てないとか、迷っていなかったかについて、もう一度小声で尋ねた。

「いいえ、まったくそのようなことはありません。昨夜は、

モルモットのように、長時間ぐっすり眠っていました。……
おわかりですか？ ……キャスリンとわたしは……そもそも初
めから、彼女の決意がひょっとして揺らいでいて、わたした
ちにショックを与えるのではないかと心配していました。*K*
さんは、確信しています。……*K*さんは、それを隠そうとは
しません！」

　リンダはそう答えた。

　わたしたちは、再び居間に帰ってきた。グラスに、飲む順
番の印をつけて、中身がわかるようにして、ベッドの傍のサ
イドテーブルの上に置いた。緊張が漂った。わたしは、Kさ
んの近くに座っていた。2人の友人は、わたしの両脇に座っ
ていた。アストリッド・Kさんは、顔を窓側に向けた。そこ
には、日暮れの景色があった。

「ブルーな時間です……。皆さん、ありがとうございました！」

　アストリッド・Kさんは、起き上がって、グラスに目を移
して、まるで、長い間待ち焦がれていたものを受け取るよう
に、前もって打ち合わせをしておいたように、両手で、次々
とグラスを空けていった。そして目を閉じた。半分起きてい
た体は、ベッドに沈んでいき、まぶたが、ゆっくりと落ちて
眠りについた。

「まだ聞こえますか？」

　友人のキャスリンが、囁きながら、自分の手をKさんの腕

にそっと触れた。わたしは、自分の両唇にそっと手を当てて、キャスリンを静止した。沈黙のまま、死に逝く人を見つめていた。Kさんの呼吸が次第に弱くなっていく様子を見守った。45分経ってから、わたしは、慎重にKさんの脈を触れてみた。今や、脈は不整で、ほとんど触れなくなっており、血圧は低下していた。薬の効果が出ていた。今や、アストリッド・Kさんは、深い意識消失状態であった。時折、ほとんど気がつかないような震えが、Kさんの体を通り抜けていった。皮膚は、冷たく、青白くなっており、爪床の色も、青白くなっていた。わたしが持っている小さな心臓モニターは、散発的な心筋活動を示していた。死に逝く心臓の心電図波形であった。最終的には、心電図は平坦となり、瞳孔は大きく散瞳して対光反射も消失した。アストリッド・Kさんは死んだのである。

　夜遅く帰宅する途中で、ジャック＝ルイ・ダヴィッドの有名な絵が頭に浮かんできた。弟子たちに囲まれた英雄的な場面を描いた『ソクラテスの死』という作品で、わたしの仕事部屋には、その複製が飾ってある。この大げさな自殺の描写と、アストリッド・Kさんの何物にも惑わされない淡々としたストイックな別れの間には、ある価値観が横たわっていた。400年前、フランスの哲学者ミシェル・ド・モンテーニュが『エッセイ』のなかで語った『哲学することは、死ぬことを学

ぶこと』という言葉の意味を、Kさんは、自分の人生と苦しみのなかに見出していたのであろうか?

　わたし自身の命の終わりを目の前に思い浮かべながら、彼女らの落ち着き、平静さ、自己肯定感に対する、ほとんど羨望のような賞賛がわたしを捕らえていた。わたしの最期を思い浮かべると、彼女のこころの準備ができた覚悟、平静さ、良心が目に浮かぶ。わたしは、眠りに就くまで、長い間そのことを考えていた。

第14章
人道的医療安楽死：
反対派の主張と賛成派の回答

　ドイツ連邦共和国の歴史のなかで、安楽死をめぐる論争ほど何十年も続いた激しい論争はほとんどないくらいである。刑法第217条に関するドイツ連邦憲法裁判所の判決も、この論争を変更するものではない。それどころか、2020年2月にこの判決が言い渡されて、合法的死亡幇助が解禁されて以来、医師による自死幇助の推進派と反対派が再び登場することになったのである。わたしの印象では、現在の方が以前より軋轢が強くなっていると思われる。このように、相手の立場を尊重した上で対抗心を語ることは、昔も今も、どちらかと言えば、婉曲的な表現を使うことが多かったのであるが、現在では、公然と敵対することも少なくなくなっている。特に、自死幇助に反対する人びとは、（わたしを含む）賛成派の信用を落とすことを恐れずに、国家社会主義者の犯罪と絶望的な病気で死ぬ際の医療幇助とを意地悪く比較することさえ厭わないのである。

　2020年2月26日のドイツ連邦憲法裁判所の決定に対する前

第14章　人道的医療安楽死：反対派の主張と賛成派の回答

ドイツ連邦議会議長ヴォルフガング・ティーレ氏の発言は、まさに悪名が高いとわたしには思える。すなわち「*自律性の無制限化と絶対視は、いかなる法的・職業倫理的・実務的レベルで制限を加えようとする試みも、神のごとき憲法裁判所の前では失敗に終わるでしょう。この判決以降、生命に対する保護義務は、実質的にはもはや存在しないと言えるでしょう*」[1]。

　それは見当違いである！　彼は、自分自身を裁いている。ティーレ氏は、100ページ以上にも及ぶ裁判所の判決文の膨大な内容を十分に検討せずに、せいぜい自分にとって都合の良いところだけを読んで、このような発言をしたのであろう。

　それにもかかわらず、自死幇助賛成派は大多数の反対派が自死幇助を否定していることに耳を傾けて、その議論を真剣に受け止めている。これらの主張は特に、教会関係者による格言的な声明に凝集されており、現在では広く一般に知られている。安楽死を認めれば、パンドラの箱を開けるに等しいと患者保護財団は警告している[2]。さらに、ヘルマン・グレーエ元連邦保健大臣は、安楽死を認めることは「ダムの決壊」に等しいと述べている[3]。ドイツ倫理評議会のメンバーであるアントン・ロージンガー司教補佐は、これは、ゆがんだ考え方ではないかと言っている[4]。ドイツ福音主義教会評議会の前議長であるヴォルフガング・フーバー牧師は「人生における

255

自己決定は納得できるが、人生に関する自己決定は納得できない」[5]と述べている。ドイツ連邦医師会は「医師は、死期に対する援助を提供しなければならないが、死期を決めることはできない」[6]と述べている。更に、女性神学者のマルゴット・ケースマンさんは「患者は、他人の手に頼って死ぬべきであって、他人の手によって死ぬのではない」[7]と述べている。

このような異論は、真摯に受け止めて、批判的に問いただし、場合によっては反論するべきである。以下、多くの論評のなかから厳選した印象的で代表的な議論に基づいて、反論したいと思う。

自死幇助に対する主な反論は以下の通りである。

＊世界観——宗教的信条に基づく立場

＊雪崩現象という議論

＊自死幇助は、将来的には普通の選択肢？

＊自死幇助は嘱託殺人の「ドアオープナー」との見解

＊自死を求めることの信憑性に対する疑念

＊緩和医療があれば、自死幇助は不必要？

＊医師への信頼喪失

＊医療倫理観との不調和

1. 世界観——宗教的信条に基づく立場

カトリック教会もプロテスタント教会も、共に信者離れが

進んでいるとはいえ、道徳の問題では依然として高い社会的意義を保っている。その代表者は、教会の礼拝や学校での宗教教育において、信者の個人的なモラルに長期にわたって影響を及ぼしているだけではなく、彼らは、ドイツ倫理評議会に参加しており、その他の多くの委員会にも参加している。政治家は、多元的な社会における倫理的対立を法的に調和させることを任務としているが、特に、生命科学の分野において、困難な倫理的問題でその方向性と解決策を見出そうとする場合には、教会の支援を期待している。

　キリスト教、ユダヤ教、イスラム教などの一神教宗教団体は、すべて自殺や自殺幇助を非難している。このような行為は、生と死を決定する権利を持つ神に対する反逆であるという主張である。

　カトリック教会は、安楽死の問題は、自然法に由来するすべての人を拘束する神の法と同じであって、道徳に反すると主張している。ローマ法王ヨハネス・パウロⅡ世が公布した現在でも権威のある回勅（Evangelium Vitae）には次のように記されている。「……安楽死は、人間を意図的に殺すという点で、神の法則の重大な違反であり、道徳的に容認できない。この教義は、自然法則と教会の伝統によって伝えられ、正規の司教によって教えられ、古代イスラエルの賢人の祈りのなかで宣言されているように、神が書かれた言葉に基づいてい

る。自殺は、その最も深い核心部において、生と死に対する神の絶対的な主権を拒否することを意味している」、また「あなたは、生死をつかさどる権能を持ち、人を陰府の門まで連れて行き、また連れ戻される」（旧約聖書、知恵の書：16章、13節）、さらに「神は鞭打つ。しかし、神は憐れまれる。地の底、陰府に連れて行く。しかし、また、大いなる滅びより救い出される。神の御手から逃れ得るものは一つもない」（旧約聖書続編「トビト記」13章、2節、その他参照）。これらの価値の基礎は、暫定的で変化しやすい多数派の意見ではなく、人間のこころに刻まれた自然法則として、まさに、国家法の規範となる客観的な道徳律であると認識されているのである[8]。

　ここでは、自然法と神法を一体とした倫理観が表現されている。ドイツ司教協議会は、人間に内在する生命の尊厳についても語っている。カトリック教会は、信者のための特別な道徳を表しているのではなく、それ自体が、絶対的で一般的拘束力を持つものとして認識されるべきであり、従って、それは、法と秩序にも反映されなければならないと主張している。キリスト教においては、常に有効な統一的で一貫した原則である。

　この教義には、2018年に亡くなった哲学者でカトリック教徒のロベルト・シュペーアマンもかかわっており、彼は、あらゆる安楽死に対して、最も厳しい批判をしているとわたし

258

は考えている。ここでは、彼の見解が数カ所で引用されている。これらは、文脈から切り取られているので、完全に公平ではないことは認めるが、それでも、自殺と安楽死に関する彼の立場の重要な点を抽出している。すなわち「安楽死の支持者は、その場の意思を、その意思に先立つ規範的な性質に置き換える」[9]「自殺は、わたし共の法制度上も許されるものではない。ただし、禁止されている行為には、処罰が免除される場合がある。自殺によって、人は、法社会から撤退するのである」[10]「この社会から自分を追い出したい者は、一人でそうしなければならない」[11]「自殺を合法的と認めることは、とんでもない尊大な思い上がりである。（中略）安楽死要求の代表者は、通常、国家社会主義者の犯罪行為と結びつかないことを重要視しているが、実は、この関連性を否定することはできない」[12]。

　カトリシズムそのものが、一般的な教義に反対を唱えることは、めったにない。この点については、神学者であり教会評論家であるハンス・キュング教授の考え方が最もよく知られている。彼は、生命は神からの贈り物であるというような紋切り型の言い方には疑念を抱いている側面がある。命は、確かに神の意思による恵みであり賜物であるが、それは、わたしたちが、自分の責任において処理するために与えられたものである。従って、それについては、贈り返すこともでき

るであろう（さもなければ、それは贈り物とは言えない）。さらに、キュング教授は「生命の尊厳というドグマを、非人間的なまでに酷使したり消耗させたりしてはならない」[13]とも言っている。

　ドイツのプロテスタント教会（EKD）は、カトリック教会のような自殺・自殺幇助に対する禁止条項は定めていないが、積極的に死期を短くする目的でその過程に介入することには、基本的に反対である。福音主義教会の議論は、特に（宗教改革に関連した）神学的正当性に基づいているかどうかという立場でなされている。——プロテスタント神学では、この倫理問題について明らかな立場を取っている教職者はいない。むしろ、倫理的には多元主義を取っており、世俗的な立場（後述）に基づいて批判をする傾向が見られる。プロテスタント内の権威ある声は、多かれ少なかれ、自死幇助を原則的に非難していないことは明らかである。これは、プロテスタントがカトリックに比べて、個人の自己決定に高い価値を置いていることに起因していると考えられる。プロテスタントの神学者で、ルートヴィヒ・マクシミリアン大学・ミュンヘン校の組織神学名誉教授のフリードリッヒ・ウィルヘルム・グラーフ氏は、次のように語っている。「自分の生と死という基本的な実存の問題について、わたしは神と直接に談判している。いつ、どのように自分の人生を神の手に返すべきかにつ

いては、国家や教会の前の責任問題ではなく、創造主の御前での責任問題である」[14]。彼の後継者のライナー・アンセルム教授は、さらに明確な強調点を設定して、ドイツ・プロテスタント教会と対立している。彼は、患者の同意があれば「医療措置を制限することと嘱託殺人の間には、道徳的に大きな違いはない」[15]と考えている。ドイツ・プロテスタント教会評議会の前議長であるヴォルフガング・フーバー牧師は、安楽死問題における医療的良心の重要性を強調している。すなわち「このような医師の良心的な行為を個別のケースで行うことは、医師による自死幇助（安楽死）を一般的な権利として法的に認めることと同様に、医療倫理に対する侵害ではないか（中略）。そのような良心的判断には再考の余地があるはずである」[16]と。このように見てくると、最近のプロテスタントの有力神学者は、安楽死を法的に可能にすることを提唱している心強い考え方である。

　カトリック教会の立場は筋が通っていて断固としている。カトリック信者は、教会の決定を自ら公言して、それに従うことが求められている。例えば、わたしが「リビング・ウイル」についての講演をした時、その後に行われたディスカッションで、高齢のご婦人が、わたしの話をしっかり聴いた後で、自負心を持って次のように話した。「カトリック教徒であるわたしの場合、リビング・ウイルは必要ありません。わた

しの人生は、神の手のなかにあります。（中略）神は、医師の手を導いてくださいます。わたしは、その神の手を信頼しており、すべてがわたしのためになるように導いてくださいます」と発言した。わたしは、神の手が医師を導いてくれるという彼女の確信を共有することはできなかったが、人生の最期に神を信じるという揺るぎない彼女の姿勢には深く感銘を受けた。

キリスト教、特に、カトリック教徒の自死と自死幇助に対する態度は広く浸透しているが、それは、カトリック教会の人間観や戒律と禁止、そして、教皇の権威に服する者にのみ有効であろう。バチカン教義修道会は、2020年9月22日のドイツ連邦憲法裁判所の判決を強く批判している。その関連文書「サマリタヌス・ボーヌス」では、命を縮める手段を使い捨て文化として非難している。安楽死や自死幇助を要求する患者は、それを事前に撤回しない限り、死の間際に行われる秘跡（告解、最後の儀式、聖体拝領）の受領を拒否されるべきであるとしている[17]。わたしは、1633年に地動説を発表して異端審問で異端児とされ、地動説を撤回するよう迫られたガリレオ・ガリレイのことを思い出していた。

ドイツ連邦共和国は、大げさに言えば、「神の国」ではなくて、すべての国民に（第三者の利益を損なわない限り）自分の人生を、自傷行為に等しいとされるものでさえ、自分の思

うように処分する自由と個人の権利が認めている世俗的憲法を持つ国である。不信心者や無神論者が、自然の法と神の法の同一性から導かれる「生命の尊厳」という非常に危険な構想を受け入れないのは当然であろう。

2020年2月の連邦憲法裁判所の判決は、個人の自律性を判断の中心とすると宣言している。そうすることによって、数千年にわたり人生の終末を覆ってきた神の業というベールを取り払い、チャンスとリスクの両方を秘めた自由な空間を切り開いたのである。——その結果としての人間の自己理解は、自分自身の終末期をかたち造ることをはるかに超えて、今日わたしたちが予見することも理解することもできないような現実を生みだしているのである。

2. 雪崩現象

医師による人道的医療安楽死（自死幇助）の反対派は、それを認めると「雪崩現象」とか「ダム決壊」に等しいとか「滑りやすい坂道」という議論を必ず持ち出してくるのである。どのような言葉を使うにしても、彼らが表現する恐怖は、他の社会的な問題の議論でもおなじみである。例えば、大麻が合法化されれば「ハードドラッグ」の使用につながるし、出生前に子供の性別を選択する親が多くなれば、結果的に「デザイナー・ベイビー」が現実のものとなってしまうのである。

自死幇助の合法化に対する反対意見で最も多いのは「雪崩現象」である。つまり、医師による自死幇助は、生命保護という憲法の高い価値を損なうものであり、次第に社会道徳の崩壊につながるという議論である。特に、高齢者、慢性疾患患者、障害者などの弱者に罪悪感を抱かせる可能性がある。彼らは若い世代にとっては、資源（医療費、介護費！）を奪う生産性のないメンバーとして負担を強いている存在なのである。従って、自死幇助に対する道徳的圧力は、表向きであれ裏向きであれ、非常に起こりやすいシナリオである。

「雪崩現象」が起きるという議論は、将来的に確実に否定できない仮定や仮説に基づく特有の議論であり、賛成よりも反対の方が多く、事実、数十年前にリベラルな自死幇助法を採用したアメリカの諸州では経験的な証拠はなかった。また、上に述べた社会道徳や連帯感の崩壊の証拠も認められなかった。

　実際はその反対である。1997年にアメリカのオレゴン州で導入・制定された"Death with Dignity Act"（付論 (5) 参照）を見れば、最重症患者が際限なく安楽死を選ぶどころか、むしろ、古典的な緩和医療およびホスピスケアが強化されており、そうこうするうちに、アメリカ合衆国の7つの州でも同様な法律が制定されている。オレゴン州の法規制で注目するべきことは、自死のための非常口としての麻酔薬を受け取ってい

る患者の約3分の1がその薬物を摂取していなかったことである。つまり、安楽死を選ばなかったのである[18]。

オランダで安楽死が増えたのは事実であるが、ドイツ刑法第217条の公聴会におけるドイツ連邦憲法裁判所長官アンドレアス・フォルクーレ氏の発言によれば、これは、オランダ国民の非連帯化・非人間化というよりも、重病人の自由・自己決定権の行使が増加したことに起因するものである。自死幇助を批判する人びとは、オランダの状況を繰り返し利用して彼らの「ダム決壊論」を支持しているが、オランダでは、安楽死した人の数は確かに増えているが、それは安楽死によって老人と病人を低コストで処分したオランダ社会が、社会の非連帯化・非人間化というよりも、自己決定権の影響を受けやすかったからである。国際的なランキングによれば、オランダでは、ドイツ連邦共和国よりも緩和ケアの質が高いことも事実である[19]。

さらに、下記の2つの異議申し立ては、安楽死の解禁によっても道徳的により無秩序になる恐れがないことを示している。その1つは、安楽死が150年以上も法的に処罰の対象となっていなかったことである。重病人や死に逝く人への社会の対応については、とっくにモラルの低下やモラルの放棄が明らかになっていても不思議ではないが、実際には誰の目にもそれは明らかになっていない。法学者のラインハルト・メルケル

氏は、この点について「立法者は、集団的リスクを定義して、必要であればそれに対処することができる」[20]と指摘しているが、彼は、実際にはそれについては深く考えてはいない。

　一方、腎透析のような生命維持治療を含めたあらゆる治療を、意図的に、自由に、責任を持って拒否・中止する権利がすべての患者にあることには議論の余地はない。これは、明らかに受動的な自殺に該当するが、ドイツでは、年間何千回も腎透析が行われており、医療関係者でさえ、このような医療を倫理的法的に容認できないと考える人はほとんどいない。

　自死幇助の限界状況よりもはるかに悲惨なのは、過剰医療である。過剰医療は、あらゆる病状の治癒や緩和に何の足しにもならないばかりか、健康を害したり苦しみを増したりして、結果的には死亡する例さえある。さらに、このような医療には余計な費用がかかる。治る見込みのない病気の患者に対して、緩和ケアの代わりにリスクの高い手術や、化学療法、放射線療法、人工栄養、抗生物質を投与したりする集中治療が行われているのである。誤って集中治療室に入院させられる患者は50％もいるという調査結果もある。多くの批評家は、過剰医療は「医学における世紀の問題」と考えている。研究者によれば、終末期患者の約50％がこのような状況に置かれていると言われている。これは医療の使命の倒錯に匹敵するとわたしは考えている。この場合の集中治療は、もはや

有意義な延命措置ではなく、むしろ、苦痛や苦悩をもたらしてまで死を遅らせている延死措置である。その原因は、病院経営者や医療関係者の自己利益、間違った経済的要因、医療サービスの拡大などである[21]。

　高齢者の90%がこのような治療を恐れている。ほとんどの高齢者は、重症障害者として細々と生きるよりは、むしろ死んだ方がよいと話している。ドイツの脳神経外科医の見方は違っている。緩和医療医マティアス・テーンスの調査によれば、85%の医師が、家族が望んでいるからという理由で、82歳の脳出血患者の手術を、見通しが悪くても行っているのである。手術に耐えて生き延びるのはわずかに9%であって、そのうちの98%は、重症身体障害者になっているのである。「雪崩現象」への危惧そのものが、しばしば、残酷な現実を招いているからである。

3. 自死幇助は、将来的には普通の選択肢?

　一般的に、医療行為は、医師の指示と患者のインフォームド・コンセントがあれば、正常な医療行為であるとされている。このように、治療ステップの優先順位を一定に保って、患者の利害の比率を重視しなければならないのである。自死幇助の場合は、次のような経過を辿る。自死幇助に至るまでには、医師は、治療と緩和の手段を尽くして、患者さんの意

思のバランスが取れていて安定していることを確認してから、最終的に決めなければならない。

　これらの措置だけでも、安楽死を大きく制限することができる！　心臓病患者の通常治療は、予防、生活習慣や消費習慣の変更、薬物治療、心臓カテーテル検査などからなっており、心臓移植が、生きる意思のある心臓病患者にとって最後の手段であるのと同様に、安楽死も、死ぬ意思のある患者を保護する最後の手段である。いずれの場合でも、正常な状態とは程遠いことに間違いないが、安楽死が社会的規範となることを恐れる根拠にはならない。

4. 嘱託殺人へのドアオープナー？

　自死幇助が、嘱託殺人へのドアオープナーになるという反対派の懸念は無視できない。自死幇助がその勢いを増せば、必然的に、嘱託殺人に至るまで留まるところを知らないというのが彼らの主張である。第一に反論しなければならないことは、後者は、憲法裁判所の判断対象ではないということである。嘱託殺人の禁止はそのまま残されており、従って、これを処罰の対象とするドイツ刑法第216条もそのまま残されている。ドイツの法体系は、いかなる場合においても、自己の殺害を委任してはならないし、自死志願者は、自己の責任において自己の手で行わなければならないと主張している。

268

このように、行為主権者の特性から、積極的死亡幇助の2つの形態には、法的にも倫理的にも明確なレッドラインが引かれているのである。

　それにもかかわらず、嘱託殺人については、社会的な議論がなされている。その際、国家社会主義者（ナチスト）の殺人的犯罪は、軽蔑的に「安楽死」と呼ばれて、自死幇助の議論の箔付けにされている。彼らの批判は、19世紀末に展開された人口政策の概念と、そこから発展したヒトラーのファシズムの優生学的犯罪と現在の死亡幇助の議論の間につながりがあると指摘しているのである。今日、そして今後も、生と死をめぐる資源の配分を決めるのは、個人の利害ではなく、超個人的な社会構造であり、これを示唆しているのは、医療制度に対する経済的圧力である。最終的には、資源の利用や配分さえも、エラーやミスを犯しやすい人間が行うのではなくて、人工知脳がサポートするアルゴリズムに委ねられ、個々の人間の生活を客観的かつ公平に評価して査定することになるであろう。医療資源の消費が激しい高齢者、慢性疾患、重度障害者、身体障害者などの社会的弱者に対しては、今後圧力がかかることは必至であって、慈悲深い死を甘受するように仕向けられたり、場合によっては強制されたりすることさえあるであろう[22]。

　この極めて抑圧的な未来像に対して、安楽死擁護派のなか

には、憲法に定められた自律の原則は疑いなく存続するべきであると主張する人びとがいる。人が積極的に自分の命を縮めたいと考える基準は、集団的利益ではなくて、個人の内的視点のみではなかろうか。刑法学者で、同時に、法社会学者であるクラウス・リューダーセンは「自分の死に対する権利は、たとえ自分自身で行使できないとしても（まだ）残されている」[23]と言っている。女性刑事弁護士のエリーザ・ホーヴェンは、個人の処分権には、他者に自分を「害する」よう委託する権利も含まれている。行為・支配に基づく区別基準は、純粋に外見的なものであり、自死幇助と嘱託殺人における行為の不法性の評価の違いを適切に反映していない[24]。ここで注目すべきは、ベルリン・プロテスタント教会管区長で法学者のイェルク・アンソニーや、マインツの憲法学専門家、フリードリッヒ・フーフェンが指摘しているように、例えば、終末期の患者が外部からの圧力なしに、かつ、完全に意識がある状態で自死幇助を要請した場合のような厳密なケースについては、ドイツ連邦議会が合意の上の自死幇助を処罰の対象としないことができるであろうと述べている[25, 26]。

　自死幇助が、嘱託殺人を助長するのではないかという懸念は、いくつかの理由から払拭することができる。ドイツ連邦共和国は、安定した民主的国家であり、憲法の遵守を監視する世界でも類を見ない極めて統制の取れた国家である。従っ

て、わたしたちの社会とその法律が、要求に応じて市民を殺すこと、特に強制的な殺人に同意するようなことはまずあり得ないのである。ここで、何十年にもわたって自死幇助に関する法律を制定してきた国ぐに（アメリカの8つの州やスイスなど）の経験を参照するべきである。それらが、嘱託殺人への滑り台になっていないことは明らかである[27]。

ベネルクス諸国、特にオランダが示しているように、自死を望む最重病患者は、その行為を医師の手に委ねており、単なる自死幇助を否定する傾向がある。自死幇助を規定している国（米国のオレゴン州やワシントン州など）では、自死幇助は、市民の基本的権利であるが、嘱託殺人を助長しない方法で規定できることを示している。さらに、そこでは、自分自身による服薬自死が行われており、命を縮めるような行為は許されていない。安楽死を希望する患者さんの3分の2は、自由意志と責任という規範を満たしておらず、従って、自死幇助を受けることができなかったのである。今日では、技術的に可能となったおかげで、麻痺があるなど身体運動能力が著しく制限されている患者でも、自分自身がその行為の主体であるという基準を満たすことができるようになっている。そのため、目しか動かせないようなロックド・イン症候群の患者さんでも、目を使ってコンピュータを誘導して、致死量の薬物を注入することができるのである。

271

5. 自死を求めることの信憑性に対する疑念

多くの医師、特に精神科医は、死への意思が本物の自由意思であることを否定しているか、少なくとも疑っていることはよく知られている。死にたいと思う人の意思は、病気そのものとそれに伴う精神的苦痛によって、多かれ少なかれ損なわれている。うつ病やその他の認知障害では、意思そのものが病的に変化しており、現代の自死研究によれば、このことは、自死志願者の圧倒的多数について実際に確認されている。大多数の精神科医や心理療法士は、例えば、バランス自死のように、自死の意思がすべて病的で束縛されていると認定することは正当化できないとも述べている（バランス自死とは、理性的でよく考えられた上で行われる自由な自死であると理解されているが、その概念には、議論の余地があって、それ自体は存在せず、むしろ病的な障害に基づくと主張されている点で論議を呼んでいる）。

死の意思の真偽を評価する上でより重要な役割を果たしているのは、よく理解されているように、（まだ創設されてはいないが）国家機関や医療当局によるパターーナリズムである。そこでは、自死幇助を求める人の意思が、自由で責任を持っていること、十分に考え抜いた上での決定であること、そして、その決定が持続可能であることを確認して保証する責任がある。この際、特に患者の意思が、何者にも操作されてい

ないことを明らかにしておかなければならない。自己の生命の消滅は不可逆的行為であり、実存的な生命を無反省に放棄することを防ぐためには、その自発性と個人的な責任を何としても立証しなければならない。このことは、ドイツ連邦憲法裁判所も、ドイツ刑法第217条に関する判決で強く指摘しており、立法府に対しては、個々のケースに応じた正当な手続きを確立するよう求めている。このような手続きが、区切りの難しさにつながることは認めなければならないが、だからと言って、それを個人の自由と責任ある規範とすることまで疑うことはできない。

わたしが自死幇助を行った患者さんの場合でも、死にたいという意思が本物であることを確認することが、第一の行動指針であった。これは、彼らが自由に、責任を持って、熟慮の上で決定したことであり、持続可能な意思であることをわたしが十分に確信している場合に限られている。そうでなければ、わたしは、ドイツ刑法第212条による間接的加害の罪を犯していることになるのである。

6. 緩和医療があれば自死幇助は不要？

現代の緩和ケアが提供できる重病人や死に逝く人の身体症状の緩和の幅と可能性の大きさを疑う人はいないであろう。それゆえ、まだ完成には程遠い緩和医療とホスピスケアの全

273

国的展開を急速に進め続けることは、いまだに高い評価を与えることができない医療システムの重要な課題である。長寿社会の到来により、年齢的に良いケアが必要なだけでなく、生存者として緩和医療の特別な可能性に永久に依存する人びと（例えば、腫瘍や神経変性疾患の患者）が増えていることを思えばなおさらのことである。

緩和ケア医の大半は、自分たちのサービスによって、ほとんどすべての苦しみを効果的に軽減できると主張している。従って、緩和ケアによって自死幇助が不要になるという彼らの主張は正しいといえる。

特に、終末期に緩和ケアができることについての十分な情報や教育を受けていれば、安楽死を希望する患者のなかに安楽死を控える人がいることは十分納得できる。その一方で、緩和ケア医のなかにも、死に逝く人の希望で緩和的鎮静を行って、多かれ少なかれ深い無意識の状態にしない限り、例外なくすべての症状、特に肉体的苦痛をコントロールすることができないことを認めている緩和医療医がいる。精神的、心理的な苦痛を和らげることこそ、緩和ケアの限界といえるのではなかろうか！　わたしにとって最も重要な反論は、わたしの患者さんであるリヒアルト・Sさん（第13章参照）の例が示すように、緩和医療の申し出を喜んで受け入れる準備ができていても、それを強制することは誰にもできないというこ

274

とである。

7. 医師への信頼喪失

　自死幇助反対者は、医師が生命を絶つことに積極的に関与することが許されるならば、患者の健康と生命を守る保証人である医師を無条件に信頼することができなくなり、その信頼は損なわれてしまうと一見もっともらしい主張をしている。

　主治医に合わせるとはどういうことであろうか？　それは、医療の成功（医師は決して約束できない）に対する信頼ではなくて、医師の能力と誠実さや最善の知識と良心に対する信頼である。従って、医療行為の道徳的側面は、医師を信頼するための不可欠な前提条件であり、患者が信頼できるものでなければならない。これには、医師が患者の意思、希望、期待に対して敬意を払うことができるだけではなく、オープンであることも含まれるのである。

　従って、深刻で絶望的な病気で真剣に自死を考えている患者さんは、医師のオープンな議論とオープンな態度を期待しているのではないだろうか？　もし、患者さんが、軽率な判断から自死を考えているのであれば、医師は、良い意味で自死を防ぐことができるのではないだろうか？　しかしながら、助言を求める病人が、自死の援助を拒否する医師に出会うことが最初からわかっていれば、その医師に対する患者さんの信

275

頼は必然的に損なわれるであろう。病人は、むしろ、自分の死が自分の考えに従ってどのように行われるのか、あるいは行われるべきなのかという切実な問題について医師が真剣に受け止めていなければ、その医師から見下されているという印象を持つであろう。ここで、明らかになるのは、自死幇助に反対する医療者自身が患者さんの信頼を失うという羽目になるということである。

2003年に行われたFORSAのアンケート調査では、医師による自死幇助が認められても、医療従事者の信頼が失われることはないことが示されている。この調査に答えたドイツ人1,002人のうちの84％が、もし、自分のかかりつけ医が末期患者さんの自死を手助けしたとしても、その医師に対する信頼を失うことはないと回答している[28]。

8. 医療倫理との不調和

医師という職業は、普通の職業と違って、本来的には専門職である。例えば、法律家のような職業も、その社会的重要性が際立っているので、国家から一定の権利と義務を伴う主権的な業務を委託されている。専門職の権利には、広範な自律性が含まれており、これには、特に、専門職の倫理を反映した独自の専門職行動規範を決定する権限が与えられているのである（第7章参照）。

第14章　人道的医療安楽死：反対派の主張と賛成派の回答

　医療倫理は、医療行為の基礎となるものであり、基本的に、間違いのないことを行うことがその鍵を握っている[29]。これは、注意義務（*salus aegroti*）と危害回避（*nil nocere*）の原則に基づいており、生命の維持と苦痛の緩和を主たる目的としている。「ヒポクラテスの誓い」に根ざしたこのような医療使命の理解は決して時代遅れではないが、本質的な側面から補足する必要がある。「ヒポクラテスの誓い」は、今日から見れば決定的な欠陥がある。それは、患者の意思と患者の体に対する自己決定権、特に、自分の死に関しては異質な点である。その結果、現代では患者の意思と医療上の（上記原則の意味での）救済義務という倫理的ジレンマが生じることになるのである。

　すでに別のところで述べたように、「ヒポクラテスの誓い」は、すでに過去のものである。この誓いは、2002年になって多くの国際的な医学団体が合意した『職業倫理憲章』に取って代わられている。その前文には「（憲章は）医療と社会との契約の基礎となるものである」と記されている。このような契約には、患者の利益が医師の利益よりも優先されることが要求されている[30]。

　その基本原則は「患者の福利の優先は、患者の利益に奉仕する基本的な義務に基づくものである。（中略）医師は、患者の自己決定権を尊重しなければならない」と記されている。

277

この原則には、患者の自由意思による自死に関与する義務は
ないが、それを阻止しない義務があると考えられる。今日、
ドイツの医療関係者の相当部分（約30〜40％）は、患者を見
捨てない、患者の耐え難い苦痛を取り除くという意味での注
意義務を負っていると解釈すれば、医師による自死幇助は、
結局のところ、除外すべきではないという選択肢に至るので
ある。さらに、この憲章は、終末期の患者さんにどのように
寄り添うべきかという問題に対してはまったく言及していな
いが、暗黙のうちに自死幇助の余地を残していると考えられ
る。決して禁止されているわけではないし、医師に相応しく
ない行為に分類されているわけでもない。医師であれば、誰
でも自死幇助を行うことができるわけではないが、自死幇助
は、原則的に容認されていると考えられる。より正確に言え
ば、それが、倫理的座標軸と当該医師の良心に沿うものであ
れば容認されるという結論は、決して不当ではないと考えら
れる。

　注意義務は、救護義務と同義であるが、医師職業規範の前
文によれば、あらゆる状況下で生命を守るという意味ではな
い。何がどのような条件で救護と理解されるのか、その判断
は誰がするのかが定義されていないことが、自死幇助ジレン
マの核心であるとわたしは考えている。従って、個々のケー
スでは、医師と自死志願者の間で交渉がなされなければなら

278

ない。ドイツ連邦憲法裁判所によれば、法的に確立された自死幇助要請を満たす権利と自死幇助を受ける権利を同一視することはできない。権利とは、倫理的にも法的にも他人の果たすべき義務に対応する権利であるが、自死幇助の場合、ドイツ連邦憲法裁判所がそのような権利を否定しているのである。憲法裁判所の指導原理6には「何人も自死幇助を提供する義務を負うことはできない」と記されており、その判断理由は、自死を決定する権利は、第三者に対する自死幇助請求権を生じさせないからであると明白に述べている。自ら命を絶つ自由には、第三者からの幇助を利用する自由も含まれているのである。

　ここでは、要求という言葉が使われているが、それは別の内容であり、その人が自死幇助を利用する権利のことである。医療倫理は決して不変の教義ではない。それは、今日でも同様である。医療倫理は、常に医療現場での経験を考慮して、必要であれば新しいものを吟味して取り入れていかなければならない。一方では、医師の自己理解の変化、他方では、社会道徳概念の変化に心を閉ざしてはならない。特に、憲法の価値観と医療倫理とのコンセンサスを維持するためには、ある基準に従って整理しなければならない。白死幇助の場合、具体的には、自己決定と生命保護という基本的権利が対立しているので、医療専門家には、生命保護という特別な倫理を

放棄するよう求められていることを意味している。憲法学の傘の下では、この2つの基本的権利の間に穏やかなバランスを求めなければならない。まさに、ドイツ連邦憲法裁判所は、この目的のために、2020年2月26日の判決で最良の条件を整えたのであるとわたしは考えている。

　かつて、数々の医療倫理規定によって禁止されていた人工妊娠中絶の経験を思い起こすとよい。医師が中絶を行っても、中絶の法的規制が施行される前に、多くの反対派が懸念していたように、中絶は医療倫理を永久に弱めるものでもないし、医療従事者に対する社会の信頼を失うものでもないし、性的野蛮をもたらすものでもなかったのである。

　最後に、2011年にキールで開催され、医師による自死幇助の倫理的法的許容性について議論がなされて民主的な投票が行われたドイツ医師大会の逐語的報告を見ておきたいと思う。

　この議論では、今後、医師による自死幇助は医療行為ではないとして、例外なく決定的に禁止されることになったのであるが、これでは解釈の余地が広すぎる。この議論では、終末期の医療支援という課題を、個々のケースでどう理解すべきか、患者の判断に委ねるべきかという点については主題として扱われていない。自分の職業に対する自信を喪失する（証明されたことはない！）という議論や、よく知られているが根拠のないダム決壊論（上記参照）などが議論の俎上に上

がっていた。この討論で主に発言した27人の代表者の個人的信念を知ることはできたが、そこで行われた議論のレベルは惨めなほど低いものであった。例えば、代表者のR博士は「この3つの文章は非常に美しいので、それで仕事ができるという意見もあれば、それほど美しくないという意見もあります。それならば、投票で決めなければなりません」と言っている。この「3つの文章」とは、専門職のモデルコード第16章の新しい文言で、その3番目に定式化されている文章は、医療による自死幇助の禁止であった。しかしながら、自死幇助の禁止をめぐる議論の焦点であった医学的良心は、実際には民主的に決定されたとは言えなかった。少なくとも、わたしは納得できない。「患者が医療的な補助を受けて自死するという実存的決断を下すことは、専門的な医療倫理と矛盾しない」、これがわたしの結論である。

付論（5）
米国オレゴン州における自死幇助

　アメリカのオレゴン州では、1997年、市民運動によって、余命6カ月未満の成人住民が、医師から致死量の薬物を処方してもらって自死することを認める法律 "Death with Dignity Act" が導入された。米国では、現在までに他の7つの州で同様の法律が制定されている。

　この法律には、安楽死志願者が、2週間の間隔で、口頭で2回、主治医に致死薬の処方を求め、その後もう一度書面で、それも立会人のもとでその意思を表明しなければならないという包括的な安全策が盛り込まれている。なお、処方箋の申請から薬の処方までには、15日間の待機期間が必要とされている。

　医師2名の評価によって有効な治療法がない不治の病であること、患者には同意能力と判断能力があることを宣言していること、もしこれに疑いがある場合には、患者に心理学者や精神科医の診断を受けさせること、および、患者が代替案（緩和医療、ホスピス）について十分に知っていることが前提条件である。医師には、詳細な資料を提供して、これを当局に報告する義務が課せられている。

　オレゴン州保健局による2019年版報告書には、以下の数値

が発表されている[31]。

* 1997年以降、2,518名の安楽死志願者が自死薬の処方を受けており、そのうちの1,657名がそれを服用して死亡した。
* 処方数は、1998年では24件（そのうち自死者数は16名）であったが、2019年には、処方数は290件に増加しており、そのうち安楽死者数は188名であった。
* オレゴン州における薬物による自死率は、死亡者1,000名あたり4名（0.4％）であった。
* 患者の平均年齢は71歳であった。
* 末期症状で多かったのは、腫瘍（77％）、筋萎縮性側索硬化症（8％）であった。
* そのうち、91％の患者は、同時にホスピスケアを受けていた。
* 服用後の合併症発生率（主に嘔吐）は約2.5％であった。
* 医薬品処方の前提要件が満たされていなかったため、1人の医師に対して訴訟が起こされた。

法律そのものやその手続き上の措置は、広く批判されているが（出典：Dialogpapier Hospizliche Haltung in Grenzsituationen, DHPV; https://www.dhpv.de/public/aktuelles/news）オレゴン・モデルは、医師による自死幇助の擁護者にとっては模範的とされている。そのなかから以下のことを強調しておきたい。

283

＊オレゴン州では、この法律が導入された後で緩和ケアが本格化している。

＊致死性薬物の処方箋を受け取った患者の3分の1以上が、その薬を服用しなかった。彼らにとっては、いつでも尊厳を損なう死から逃れられるという確信があることが大切であった。

＊多くの人が懸念したように、安楽死という選択肢を利用した患者は、低所得者や無保険者や無学な市民ではなくて、むしろ高学歴（学士号を持っている人が40％以上！）で高収入の市民であった。

さらに、治る見込みのない病気の人びとは、周囲に無理な要求を強いているとか、社会的なお荷物になっていると感じているという批判者の警告は、単なる杞憂であることがわかった。安楽死の道を選んだ88％の患者にとっては、自律性の喪失、社会参加の喪失、そして尊厳の喪失（67％）がその原因であった。

第15章
「安楽死」熟考

　わたしは、安楽死の波乱に満ちた未完の歴史に触れないまま、本書を終えることはできない。なぜなら、それは自死幇助と密接に関連しているからである。死亡幇助は、積極的死亡幇助と呼ばれている。また、安楽死という言葉に関しては、歴史的にも、現在の死亡幇助に関する議論においても、とりわけ、国家社会主義下で障害者や病人を組織的に大量に殺戮した異常な事件（ヒトラーによるT4事件）と混同して、反対論の根拠に据えるような議論は的外れである。

　世界医師会の定義によれば、「自死幇助は、医師が患者自身の自発的な要求によって意図的に致死性物質を投与する場合であり、自己決定能力のある患者の死を引き起こすために、何らかの介入を行う場合である」[1]と記されている。この意味で、安楽死は、死亡幇助と異なって、医師による嘱託殺人と同一視されている。安楽死は、ベネルクス三国とは対照的に、ドイツではほとんどすべての医師によって拒否されており、しかも法律で罰せられる。

安楽死という言葉は、特にドイツではネガティブな意味合いを持っている。それにもかかわらず、ポジティブな意味を持たせることが果たして可能であろうか？　名誉回復は可能であろうか？

　安楽死は、古代ギリシャ語のeu＝善・権利、thanatos＝死に由来している。従って、安楽死は「善と権利に基づいた死」という意味である。そのような死は、人生の終わり（アルス・モリエンディ）において、成功した人生（アルス・ヴィヴィエンディ）の後の痛みもなければ苦悩もない人生の終わりを意味しており、市民や軍人の名誉ある死もしばしば稀ではないと記されている。このような安楽死の哲学的考察は、重病の場合でも、積極的に命を縮めることを排除するものでは決してない（第3章参照）。

　17世紀になって、イギリスの哲学者であり法律学者であったフランシス・ベーコンが、安楽死のことを初めて「治癒の見込みのない最も重い病気に対する医師の大胆な試み」という文脈で明確に位置付けたのであるが、当時、危険を冒してまで未知の世界に飛び込むようなベーコンの主張は、医師の間ではほとんど共感を得ることができなかった。医学が、再び安楽死の実質的な定義に目を向けたのは、19世紀に入ってからのことである。医師らは、死期が迫った人への十分な鎮痛を含む医療を提唱していたが、積極的に命を縮めることには、

断固として距離を置いていた。さもなければ、その医師は、当時最も著名な医師であったクリストフ・ヴィルヘルム・フーフェラントの言葉を借りれば、「国家にとって最も危険な人物」になってしまうからである。それにもかかわらず、医師による安楽死は密かに行われていた。しかしながら、人種差別とか、いわゆる文化的民族の衰退を危惧する声とか、生物学や社会ダーウィニズムの影響が強くなった後の議論では、やがて、その域を脱していったのである。心理学者のアドルフ・ヨストは、1895年に発表した論難書『死ぬ権利』（"Das Recht auf den Tod"）のなかで、終末期患者は生きる価値がなく、社会にとって大きな負担となるので「価値のない命は本人の明確な意思がなくても殺害できる」ことについて検討した。このようにして、安楽死概念は次第に拡大していき、価値のない命の殺害も含まれるようになっていったのである。それは論文 "Die Freigabe der Vernichtung lebensunwerten Lebens"（生きる価値のない命を殲滅する自由）として記述されることになったのである。1920年に、著述家カール・ビンディンクとアルフレッド・ホーシェによる "The Measure and Form"（『基準と方式』）は、その考え方が最高潮に至ったことを示している。この安楽死計画は、国家社会主義のもとで、法制化されないまま独裁権力による絶滅作戦の青写真の一つとなり、1945年までに、ドイツおよびその他の国で、病人や障害者に

加えて子供たちを含む20万人以上がその犠牲となったのである[3]。

　それ以来、ドイツにおける安楽死概念の暗示的な意味が、国家社会主義者の大量殺戮と切り離せなくなったことは明白である。今日のドイツ語圏では、この意味内容が他のすべての意味に取って代わっており、安楽死の本来的な意味、すなわち「良き死に方」をほとんど完全に隠蔽してしまったのである。

　安楽死概念を、本来の意味で復活させたいと考えている人のなかに、ベルリンでの長年の友人である哲学者でジャーナリストのクラウス・コッホがいる。彼は、有力なスイスの新聞『ノイエ・チューリッヒャー・ツァイトゥング』が、ヨーロッパ最後の偉大なエッセイストと評した思想家である。彼の研究の重点は、政治と生命倫理の問題に焦点を当てたもので、それについては、論争を呼んだ『自然性の終焉』(*"Ende der Natürlichkeit"*)（訳者注：自然で素朴なことが認められないこと）を含むいくつかのエッセイが残されている。――彼は、高性能医療、バイオテクノロジー、分子遺伝学などは、もっぱら尊大で不遜な考え方であるとしており、しばしば引き合いに出されているように、これらを「必須条件の没落」として理解することは、啓蒙主義のプログラムのなかで再発見された「最終的に自分らしく」「未来の知識の助けを借りて」「自分で

自分の人生を手に入れること」についての機会や展望を見失わせることを意味しているのである。クラウス・コッホによれば、これには、人間の生命の終焉が含まれており、これからは、このことを計画に入れて、具体的な形にしていくことが人間の義務であるということである。

クラウス・コッホの視点に立てば、人がいつどのような状況で人生を終えるのかについては、すべてその人の自由裁量に任されており、道徳的義務に近いとさえ言えるのである。「誰もが自分自身に責任があり、従って完全に一人称で……。つまり、誰もが明るく意識的に自分の死を引き受けることができるという考えは、わたしたちの文化として、道徳的で優れた考え方です」。これは、彼の言う安楽死概念とも呼応しており、歪曲された言葉を再生させようという衝動に駆られて生まれてきた概念である。2002年6月22日付の南ドイツ新聞に掲載された「覚え書き」のなかで、コッホはこのことについてコメントしている。彼の「最終決定」というタイトルがついている文章の抜粋をここに再録しておく。

「たとえ不快さを覚える人がいたとしても、安楽死という言葉にはこだわるべきである。安楽死が、実存的な問題の扉を開く一方で、自死幇助は、治療領域に閉ざされた概念である。長い間、議論は偏っていた。そう、人間の尊厳について語れば語るほど、それ自体には尊厳がない。死に値する人、死に

たい人、自分の力を発揮できなくなった無力な人を、まるで未成年と同じように扱っているのである。安楽死の議論が、死に逝く者に一方的に焦点を当てることは、その人を、主体としてではなく、単なる客体として扱うことになるのである。憐れみを求めて泣き叫ぶことしかできないことは、医師に対する押し付けとなり、尊厳と名誉を奪うのである。このことは、他のどの職業よりも、医師にとっては、不安定な技術であり続けなければならない。死に逝く者は、一方では、慈悲を求めて泣き叫ぶしかない対象であり、他方では、医師に無理な要求を突き付けて、その尊厳と名誉を奪う対象である。このことは、他のどの職業よりも、医師という職業にとっては扱いにくく厄介な技術であり続けなければならないのである。

　安楽死は、極端なケースという重荷から解放されて、さらに、すでに断罪された者に対する慈悲行為という考えからも解放されて、初めて、合理的に理解できるようになるのである。最初の問いは、憐憫の情の洪水のなかで問いかけるしかないのである。それは、生命や手足の不可侵性と同様に、すべての成人個人が人権としての権利を有するのと同様に、『死ぬ権利』の問題である。ブルジョア啓蒙主義道徳によれば、個人とは、自分自身、自分の体、自分の労働の成果を完全に自分のものにすることであり、そのためには、自分の好きなように死ぬ権利を制限してはならない。しかしながら、安楽

死の禁止をきっかけに、自死の手段が、成熟した責任ある人間にほとんど手に入らなくなれば、次のようなことが起こるであろう。例えば、自死の人権を訴えるEXIT協会は、威厳のない体たらくを強いられることを意味している。彼らもまた、生命財産をいつでも処分できるというような自明の人権から出発するのではなく、人道的な死を迎える権利という議論を受け入れなければならないのである」

　最重症の病人となったクラウス・コッホは、精神力の衰えがないまま、2010年に亡くなった。その時に、わたしたちが何度も交わした会話のなかの一文が残されている。彼は、最後の間違いをしたくないと思って死を決意した。「わたしの思考や文章は、もはや、わたし自身で成し続けることができません。友よ、それは、わたしにとって、苦悩と重荷となって、わたしの人生設計は消えてしまいました」。クラウス・コッホは、自由な態度で、恐れずに執拗に、自分が生きたように死のうとしたのである。そして、わたしは、彼の傍にいることを約束した。彼がどのように人生を終えたいのか、一緒に考えた。最終的には、彼は断食死（受動的自死）を決意した。意図的に、計画通りに、食事や水分の摂取を徐々に減らしていった。最初は簡単であったが、奥様と娘さんの献身的な介護とわたしの緩和ケアにもかかわらず、数日後には容態が急変した。明晰さを示している瞬間に続いて、着物を脱ぎ捨て

たり、もっと光を！と叫んだり、もっと自由を！と言ったり、深い混乱と幻覚の瞬間が交互にやってきた。最愛の妻アンヌや娘のアリアン、そしてわたしは、彼の死が拷問になりそうな印象を受けた時には、適切な手段で介入することを約束していた。しかしながら、そこまでやる必要はなかった。8日後に、彼は突然立ち上がってからばたっと倒れた。クラウス・コッホは、文字通り最後の1秒まで彼の立場を保ったのである。

第16章
エピローグ：展望と確信

　わたしは幻想を抱いたりはしない。ドイツ連邦憲法裁判所の判決によって、自死幇助の問題は、原則として、法的には明確になった（その他の法的規制、つまりドイツの麻薬法による規制の門戸は開放されておらず、ドイツにおける医師の職業規範では、自死幇助は引き続き禁止されており、今後の国会議論の行方はまだまったくわかっていない）。この判断にもかかわらず、あるいは、まさにこの判断ゆえに、終末期の姿を自分で描くことができて、その意思を示している人にとっても、その倫理・道徳面での議論はくすぶり続けることになるであろう。

　だからこそ、多くの医療関係者がそうであるように、わたしにとっても、既存の社会的断層が乗り越えられない前線として固まらないように闘うことが、正当な義務となって残されているのである。　自死幇助という言葉は，医師を含む一部の市民にとっては、まるで独りよがりの言葉のように評判が悪い言葉である。事前指示書は、重度の苦悩がある場合

の終末期の姿を実現することを目的としている。事前指示書は、憲法上保護された高い善であり、苦しみに耐えるだけではなく、苦しみに打ちひしがれている場合には支援を受けるべきであるとわたしは考えている。社会の結束は、しばしば強く主張されるが、これは仲間への敬意を前提としている。特に、自分の人生の終わりを認識することについても同様である。

〔わたしの訴え〕：社会、特に医療関係者は、この点に関して心を閉ざしてはならない！

わたしが、患者さんの悩みを理解してまっすぐ向き合うために常に心がけてきたことは、患者さんへの敬意である。患者さんが、わたしに心を開いて、その人生の最もこころに秘めた日々と時間を共有するためには、尊敬の念が前提条件である。この前提は、わたしを励まして自信と安らぎを与えてくれた。もちろん、死に逝く人がそのことを十分に予感しているからに他ならない。

患者さんと一緒に体験して、患者さんから学んだことが、わたしの終末期の考え方にどれだけ深くかかわっているかは、計り知ることができないほどである。「幸福な人とは、自我の統一を保つ方法を知っている人であり、その人格が自分のなかで分裂することがなく、外界全体と敵対することもありません。そのような人は、宇宙が提供する光景や快楽を楽しむ

ことができる宇宙市民のような人です。そのような生命の流れと自然が決めた親密さのなかで、わたしたちは最も深い幸福感を見出すことができるのです」（筆者強調）。

　また、世界史の流れのなかには、科学的世界観や死生観に関する学問についての深遠な思想が氾濫しており、わたしは、一人の科学的世界観を持つ人間として、すでに創世記第3章19節に言葉として示されている洞察「なぜならば、汝は塵であり、また塵に帰る」という言葉は、真に迫って役に立つ言葉であると考えている。

　わたしの友人であるアメリカ人医師で医療倫理学者のローレンス・シュナイダーマン教授も、人生の最期に当たってこのシンプルで有用な洞察に導かれていた。彼は、アメリカに移住したシュレジア系ユダヤ人の家系で、この分野では国際的に尊敬を集めていた。彼は、カリフォルニア州のサンディエゴ大学（UCSD）で何十年にもわたって教職を務めたわたしの最も大切な先生であり指導者の一人であった。1990年代に彼がサバティカルで過ごしたドイツで、わたしたちは友人になったが、その後、個人的な連絡は数回しか取っていなかった。メールや手紙でのやりとりは、そのほとんどが終末期医療をめぐる問題でいつも刺激的であった。わたしは、彼を「ラリー」と呼んでいた。彼は、このテーマで数多くの論文を権威ある医学雑誌に発表しただけではなく、エッセイ、詩、物

語の筆者でもある。それらの著書は、彼が、自らの有限性と闘わずにはいられない人間の精神について経験豊かで深い専門家であることを証明している。これらは、医学博士としての発言ではなく、死を迎えるという精神的な側面に精通したいかにも知恵ある医師の発言である。彼の著書 "Embracing our Mortality" には、それが最も素晴らしく包括的に表現されている。

　2018年8月3日、ラリーから電子メールが届いた。"Farewell" という題名で、それがラリーからの最後のメッセージとなった。

Dear Michael,

After waiting a long time (I am now 86 years old), Nature finally decided to call upon me. I have advanced prostate cancer and have decided to make use of the recent California law that allows aid in dying.

Next Wednesday, I will drink a potion that will put me to a terminal sleep.

(One benefit is that I will not have to get up again and again in the middle of the night to pee). You have been a remarkable friend, not only for the things you do, but the way to continue our friendship since we first met in 1975. Over 40 years with nothing more than the briefest of contact since then. Michael, I have your fine books and am happy that we could collaborate on an important chapter in a book. Please know that you are among my most admired and favorite friends.

Herzliche Grusse

Larry

　感動を覚えながら、わたしは最後にもう一度ぎこちない英語で返事をしたためた。

Dear Larry,

My initial reaction to your "farewell" was an immediate and utter sadness. I was taken aback by the idea that many people, including myself, will have to do without your voice and message in the future. But soon these feelings passed knowing about your inner certainty and determination to take this step. You have always been a great mentor and teacher to me, but even though your biological existence comes to an end, your legacy and only the fondest memories will remain with me.

Bon voyage, Larry, may you pass peacefully.

I embrace you – Michael

　しかしながら、多くの仲間たちがそうであるように、わたしも、自分自身やこの世界に別れを告げることをためらってしまう。その必然的な道中で、ライナー・マリア・リルケが

297

ある若い詩人に寄せた手紙のなかの「忍耐」という詩に出会っ
た。それは、わたしにとって、慰めであると同時に啓示となっ
ている。それに導かれて避けられない終焉に向かって生きて
いく希望と自信を得ることができたのである。その姿は周知
され公然となっている。

Geduld

Und ich möchte dich,
so gut ich kann bitten,
Geduld zu haben gegen alles Ungelöste
in deinem Herzen,
und zu verstehen.
Die Fragen selbst liebzuhaben
wie verschlossene Stuben
und wie Bücher, die in einer fremden Sprache
geschrieben sind.
Forsche jetzt nicht nach Antworten,
die dir nicht gegeben werden können,
weil du sie nicht leben könntest.
Und es handelt sich darum,
alles zu leben.
Vielleicht lebst du dann
alllmählich - ohne es zu merken -
eines fernen Tages in die Antwort hinein.

第16章　エピローグ：展望と確信

忍耐

そして、すべての未解決の問題に、

できる限り忍耐力を持つことを、

こころに刻んで考えよう。

密室にある本、外国語で書かれた本のように、

与えられるはずのない答えを、

今更、探しても仕方がない。

問いそのものを好きになろう。

なぜ？

そうすれば、気づかぬうちに、

遠い未来のある日に、

その答えのなかに生きているであろう。

文 献

第1章

1　Kafka, Franz: Oktavhefte. 8. Heft (1916)

2　Kafka, Franz: Brief an Felix Weltsch (Anfang Oktober 1917)

3　zit. n. Wetscherek, Hugo: Kafkas letzter Freund (Der Nachlass Robert Klopstock). Antiquariat INLIBRIS GmbH, Wien (2003), S. 250

4　Kafka, Franz: Brief an Max Brod (Ende Januar 1921)

5　zit. n. Stach, Reiner: Kafka. Jahre der Erkenntnis (2008), S. 604

6　zit. n. Brod, Max: Über Franz Kafka. Fischer Bücherei (1966), S. 185

7　Schur, Max: Sigmund Freud, Leben und Sterben. Suhrkamp, TB 778 (1982), S. 59（マックス・シュール『フロイト　生と死〈上〉』安田一郎／岸田秀訳、誠信書房、1978年　以下省略）

　　Jones, Ernest: Das Leben und Werk von Sigmund Freud. Band 3, S. 147

8　Jones, Ernest: Das Leben und Werk von Sigmund Freud. Band 3, S. 539-568

9　zit. n. Schur Max: Sigmund Freud. Suhrkamp, TB 778 (1982), S. 612

10　Freud, Sigmund: Brief an seine Frau Martha Bernays v. 14. 8. 1885

11　Freud, Sigmund: Brief an Oskar Pfister v. 6. 3. 1910

12　zit. n. Gay, Peter: Freud. Eine Biographie für unsere Zeit. Fischer TB Verlag, S. 473

13　Schur, Max: Sigmund Freud. Suhrkamp TB 778 (1982), S. 483

14　Freud, Sigmund: Das Unbehagen in der Kultur. GW XIV, S. 474（フロイト『幻想の未来/文化への不満』中山元訳、光文社、2007年）

15　Freud, Sigmund: Brief an Marie Bonaparte v. 28. 4. 1939

16　Schur, Max: Sigmund Freud. Suhrkamp TB 778 (1982), S. 617 ff.

17　Schur, Max: Sigmund Freud. Suhrkamp TB 778 (1982), S. 620/621

18　Lacoursiere, Roy B.: Freud's Death. Historical Truth and Biographical Fictions. American Imago (2008), Band 65/1, S. 118

19　Lacoursiere, Roy B.: S. 115 ff.

20　Berthelsen, Detlef: Alltag bei Familie Freud. Die Erinnerungen der Paula Fichtl. DTV Biographie, S. 89 f.（デトレフ・ベルテルセン『フロイト家の日

常生活』 石光泰夫／石光輝子訳、 平凡社、 1991 年）

21 Brief Max Schurs vom 19. 3. 1954 an Anna Freud: »Schur Papers« (Box 1), Library of Congress, Washington D. C.

第2章

1 Der Polizeipräsident in Berlin, LKA 11 – Sonderermittlungen Vorgangs-Nr. 140619 – 1042 – 039962

第3章

1 Dietrich, Jan: Der Tod von eigener Hand. Mohr Siebeck, Leipzig (2016), S. 77

2 Brandt, Hartwin: Am Ende des Lebens. Alter, Tod und Suizid in der Antike. ZETEMATA, Verlag C. H. Beck, München (2010), S. 6 ff. u. 93 ff.; ders. in: FAZ vom 7. 2. 2018; S. N3 (Übersichtsartikel)

3 Montaigne, de Michel: Essais. Eichborn GmbH & Co., Frankfurt a. M. (1998), S. 172 （モンテーニュ『エセー』原二郎訳、岩波文庫全6巻、1965〜1967 年）

4 Fenner, Dagmar: Suizid – Krankheitssymptom oder Signatur der Freiheit. Verlag Karl Alber, Freiburg/München (2008), S. 29 f.

5 Hume, David: Über den Freitod. Reclams Univ.-Bibliothek Nr. 19471, S. 7–25

6 Wolfslast, Gabriele u. Kurt Schmidt: Suizid und Suizidversuch. C. H. Beck, München （2005), S. 18–25

7 Fenner, Dagmar: S. 37

8 Fenner, Dagmar: S. 45

9 Gavela, Kallia: Ärztlich assistierter Suizid und organisierte Sterbehilfe. Springer Verlag, Berlin/Heidelberg (2013), S. 15

10 Humboldt, v. Alexander: Ideen zu einem Versuch, die Grenzen der Wirksamkeit des Staates zu bestimmen. (1792), Kap. 13

第4章

1 Wiesemann, Claudia u. Simon Alfred: Patientenautonomie. Mentis, Münster (2013), S. 168

2 Wiesemann u. Simon: S. 46 ff.

3 Wiesemann u. Simon: S. 46 ff.

4 Katzenmeier, Christian: Ärztliche Aufklärung. In: Wiesemann, Claudia Simon u. Alfred Simon: Patientenautonomie. Mentis Verlag GmbH (2013), S. 96 f.

5　Urteil des Reichsgericht vom 31. 5. 1894 – Rep. 140/94

6　Urteil des Bundesgerichtshofs vom 28. 11. 1957; 4 StR 525/57

7　Eric J. Cassell: The Person as the Subject of Medicine. Monographs of the Victor Grifols Lucas Foundation (2008), S. 45 ff.

第5章

1　Rifkin, Jeremy: Die empathische Zivilisation. Wege zu einem globalen Bewusstsein. Campus Verlag, Frankfurt/New York (2010)

2　Jan Slaby, Der blinde Fleck der Empathie. Med. Health Care and Philosophy Mai 2014; 17 (2): 249-58. doi: 10.1007/s11019-014-9543-3

3　Bloom, Paul: Against Empathy – The Case for Rational Compassion. Ecco HarperCollins, New York (2016)（ポール・ブルーム『反共感論：社会はいかに判断を誤るか』高橋洋訳、白揚社、2018年）

4　Rogers Carl R.: Die klientenzentrierte Gesprächstherapie. S. Fischer Verlag, Frankfurt a. M. (2009), S. 47

5　Jaspers, Karl: Hoffnung und Sorge. Schriften zur deutschen Politik 1945 – 1964, R. Piper & Co Verlag, München (1965)

6　Stein, Michael: The Lonely Patient. How We Experience Illness. Harper Perennial, New York (2007)

7　Spiro, Howard, M.: What is Empathy and Can It Be Taught? Ann. Int. Med. 116 (1992), No. 5, S. 843-846

8　Fischer, Pascal u. Mariacarla Gadebusch Bondio (Hg.): Literatur und Medizin – Interdisziplinäre Beiträge zu den Medical Humanities. Universitätsverlag Winter, Heidelberg (2016), S. 7-20

9　Herrndorf, Wolfgang: Arbeit und Struktur. Rowohlt Taschenbuch Verlag, Reinbek (2015)

10　Esterhazy, Peter: Bauchspeicheldrüsentagebuch. Carl Hanser Verlag, München (2017)

11　Sontag, Susan: Krankheit als Metapher. Carl Hanser Verlag, München (1978)

12　Updike, John: Rabbit in Ruhe. Rowohlt Verlag, Reinbek (1992)

13　Geiger, Arno: Der alte König in seinem Exil. Carl Hanser Verlag, München (2011)（アルノ・ガイガー『老王の家：アルツハイマー病の父と私』渡辺一男訳、新日本出版社、2013年）

14　Die Quelle dieses abgewandelten Zitats von René Descartes ist nicht eindeutig bestimmbar; es erscheint in einem Buchtitel des Neurowissenschaftlers Antonio Damasio (Auskunft Prof. Thomas Martens, Medical School Hamburg).

第6章

1 Dreier, Horst: Die Freiheit des anders Handelnden. FAZ vom 30. 8. 2008, S. 8

2 Jaspers, Karl: Philosophie. Band II, Existenzerhellung. Springer Verlag, Berlin/ Heidelberg (1973), S. 308 f.

3 Das Rechtsgutachten Prof. Udo Di Fabios ist abrufbar unter: https://www.bfarm.de/SharedDocs/Downloads/DE/Service/Presse/Rechts gutachten.pdf?__blob=publicationFile

4 Der »Nichtanwendungserlass« von Bundesgesundheitsminister Jens Spahn, ge- richtet an das Bundesinstitut für Arzneimitel, (BfArM) ist als Dokument nicht öffentlich zugänglich; ebenso die (standardisierten) ablehnenden Antwort- schreiben an die bisher mehr als 200 Patienten, die ein Suizidmittel beim BfArM beantragten. Beide Texte liegen dem Autor vor und sind auf Nachfrage bei ihm erhältlich.

5 Hufen, Friedhelm: Selbstbestimmtes Sterben – Das verweigerte Grundrecht. Neue Juristische Wochenschrift, Heft 12 (2018)

6 Merkel, Reinhard: Stellungnahme für die öffentliche Anhörung des Deutschen Bundestages am 18. 2. 2019 zu dem Antrag der FDP-Fraktion »Rechtssicher- heit für schwer und unheilbar Erkrankte in einer extremen Notlage schaffen«. Im Internet abrufbar unter: https://www.bundestag.de/resource/blob/593422/4d691bd91404aea8fa4a08f8a- co1e8e8/19_14_0062-4-_esv-prof--dr--mer-kel_rechtssicherheit-schwerkranke- data.pdf

第7章

1 Zum genauen Wortlaut siehe Eduard Graf: Das ärztliche Vereinswesen in Deutschland, Leipzig (1890), S. 52 f.

2 Standesordnung für die deutschen Ärzte, Ärztliches Vereinsblatt für Deutsch- land (1926), S. 417 ff.

3 Ärztliches Vereinsblatt für Deutschland (1901), S. 24.

4 zit. n. Fuchs, Christoph u. Thomas Gerst: »Medizinethik in der Berufsordnung«. Deutsches Ärzteblatt (1997). 94, Heft 43, A-2808-2814

5   Bundesärztekammer: Richtlinien für die Sterbehilfe. Deutsches Ärzteblatt (1979). Heft 4 vom 5. 4. 1979, S. 957–960

6   Bundesärztekammer: Richtlinien der Bundesärztekammer für die ärztliche Sterbebegleitung. Deutsches Ärzteblatt (1993). 90, Heft 37, A-2404-2406

7   Bundesärztekammer: Grundsätze der Bundesärztekammer zur ärztlichen Sterbebegleitung. Deutsches Ärzteblatt (1998). 95, Heft 39 vom 25. 9. 1998, A-2365-2367

8   Bundesärzteckammer: Grundsätze der Bundesärztekammer zur ärztlichen Sterbebegleitung. Deutsches Ärzteblatt (2011). 108, Heft 7 vom 8. 2. 2011, A 346–348

9   Interview in der Frankfurter Rundschau vom 26. 12. 2010

10 Deutscher Ärztetag Kiel 2011: Stenografischer Wortbericht, S. 222–226

11 Lindner, F. J.: »Verfassungswidrigkeit des – kategorischen – Verbots ärztlicher Suizidassistenz«, NJW (2013), Heft 3, S. 136–139

12 BVerwGE 27, S. 303 ff. NJW (1986), S. 218 f. (Notärztlicher Dienst)

13 Deutscher Ärztetag Kiel 2011: Stenografischer Wortbericht, S. 264

14 Assistierter Suizid. Hoppe für Liberalisierung Deutsches Ärzteblatt 2011. 108, Heft 2 vom 10. 1. 2011, B 4

15 »Lassen Sie das doch den Klempner machen«: Süddeutsche Zeitung (12. 12. 2014):
    https://www.sueddeutsche.de/gesundheit/bundesaerztekammer-gegen-sterbe
    hilfe-lassen-sie-das-doch-den-klempner-machen-1.2265540

16 Borasio, G. D. u. R. Jox u. J. Taupitz u. U. Wiesing: Assistierter Suizid: Der Stand der Wissenschaft. Springer Verlag, Berlin/Heidelberg (2017), S. 98

17 Streitgespräch »Sind Ärzte geeignete Suizidhelfer?« Deutsches Ärzteblatt (2009), 106, Heft 15 vom 10. 4. 2009, B 591 ff.

18 Persönliche Mitteilung des ZEIT-Redakteurs Harro Albrecht vom 17. 5. 2011

19 zit. nach DER SPIEGEL vom 22. 11. 2008: TNS Healthcare (im Auftrag des SPIEGEL): Umfrage »Ein Drittel deutscher Ärzte befürwortet Sterbehilfe«

20 MEDSCAPE (Deutschland) Ethik-Report: »Sollte ärzliche Sterbehilfe legalisiert werden?« Online-Befragung von 1008 deutschen Ärzten zwischen Januar und März 2020

第8章

1   Stutzki, R. u. M. Weber u. S. Reiter-Theil u. U. Simmen u. G. D. Borasio u. R.

J. Jox: Attidudes toward hastened death in ALS. Amyotrophic Lateral Sclerosis and Frontotemporal Degeneration (2013), Band 15, S. 68–76

2 Pestinger, M. u. S. Stiel u. F. Elsner u. G. Widdershoven u. R. Voltz u. F. Nauck u. L. Radbruch: The desire to hasten death. Using grounded theory for a better understanding »when perception of time tends to be a slippery slope«. Palliative Medizin (2015), Band 29, S. 711–719

3 Kohler, N. u. E. Brahler u. H. Gotze: »Einstellungen zur Sterbehilfe«. Zeitschrift für Psychosomatische Medizin und Psychotherapie (2014), Heft 60, S. 311–318

4 Institut für Demoskopie Allensbach: Ärztlich begleiteter Suizid und aktive Sterbehilfe aus Sicht der Deutschen Ärzteschaft (Juli 2010)

5 Forschungsgruppe Weltanschauungen in Deutschland (fowid): DIGNITAS: Menschenwürdig leben – menschenwürdig sterben. Freitodbegleitungen in der Schweiz zwischen 1998 und 2018 (28. 1. 2020)

6 Institut für Demoskopie Allensbach (1974), zit. nach Tennstädt, F.: Euthanasie im Urteil der öffentlichen Meinung. Herder Korrespondenz (1974), Band 28, S. 175–178

7 Infratest-dimap: Mehrheit für ärztlich unterstützte Sterbehilfe (Januar 2014)

8 FORSA Gesellschaft für Sozialforschung; zit. n. Walzik, Eva (DAK): Ergebnisse einer repräsentativen Befragung zur Sterbehilfe. Geringes Wissen in der Bevölkerung. Frankfurter Forum, Heft 11 (2015), Vortrag 4

9 Die Schwenninger Krankenkasse: Bevölkerungsrepräsentative Umfrage »Die letzte Lebensphase – Auseinandersetzung mit Krankheit, Leid und Sterben« (17. 6. 2014)

10 ISOPUBLICGALLUP: Europas Völker fordern Sterbehilfe. Meinungen aus 12 Staaten Europas. Multinationale Online-Befragung (Zürich 29. 11. 2012)

11 Kohler, N. u. a.: siehe unter 3.

第9章

1 Boudewijn, Chabot u. Christian Walther: Ausweg am Lebensende. Sterbefasten – Selbstbestimmtes Sterben durch freiwilligen Verzicht auf Essen und Trinken. 6. überarbeitete Auflage 2021. Ernst Reinhardt Verlag, München/Basel

第10章

1 https://www.bundesverfassungsgericht.de/SharedDocs/Entscheidungen/DE/

305

2020/02/rs20200226_2bvr234715.html

2 Urteil BVerfG, RN 235 (RN = Randnummern des schriftlichen Urteils)

3 Urteil BVerfG, RN 246

4 Urteil BVerfG, RN 210

5 Urteil BVerfG, RN 279

6 Urteil BVerfG, RN 338

第11章

1 Leitlinienprogramm Onkologie: Erweiterte S3-Leitlinie Palliativmedizin für Patienten mit einer nicht heilbaren Krebserkrankung (September 2020)

2 Bruno Reichart: »Ich hasse den Tod«. DIE ZEIT, Nr. 24 Interview vom 7. 6. 2007

3 zit. n. FAZ: »Im Namen der Autonomie« (22. 2. 2020), S. 8

4 Richtlinien für die Sterbehilfe. Deutsches Ärzteblatt (1979), Heft 14, S. 957–960

5 Wehkamp, Karl-Heinz: »Sterben und Töten. Euthanasie aus der Sicht deutscher Ärztinnen und Ärzte«. Berliner Medizinethische Schriften (1998), Heft 23

第13章

1 Mülder, Benedict: »Leben mit dem Sterben. Mein Herz hüpft vor Freude, wenn die Haustür schlägt«. Der Tagesspiegel (4. 4. 2015): https://www.tagesspiegel.de/politik/leben-mit-dem-sterben-mein-herz-huepft-vor-freude-wenn-die-haustuer-schlaegt/11595730.html

第14章

1 Thierse, Wolfgang, Bundestagspräsident a. D.: »Die ethischen Grundfeste erschüttert«. FAZ (Leserbrief vom 29. 2. 2020), S. 20

2 zit. n.: SZ vom 3. 3. 2017

3 zit. n.: FAZ vom 20. 1. 2014

4 zit. n.: Domradio online vom 19. 7. 2012

5 zit. n.: FAZ vom 21. 9. 2015

6 Bundesärztekammer: Pressemitteilung vom 12. 12. 2014

7 zit. n.: ZDF-Sendung »Maybrit Illner« vom 2. 10. 2014

8 Johannes Paul II: Enzyklika »Evangelium Vitae«, Nr. 65 u. 66 vom 25. 3. 1995

9 Spaemann, Robert: »Euthanasie«. DIE ZEIT, Nr. 7, vom 12. 2. 2015

10 Spaemann, R.: ebendort

11 Spaemann, R.: »Wider die Totmacher«. CICERO online vom 29. 7. 2006

12 Spaemann, R.: »Sterbehilfe ist nur ein anderes Wort für Töten«. Stuttgarter Zeitung vom 26. 10. 2005

13 Küng, Hans: zit. n. Alexander Foitzik: Herder Korrespondenz (2014), Band 10, S. 491–549

14 Graf, Friedrich Wilhelm: »Klerikaler Paternalismus. Die Kirchen und das Sterben«. In: Süddeutsche Zeitung, Nr. 41, 19. 2. 2009, S. 11; erneut gedruckt: Die Kirchen bevormunden Sterbende. In: Evangelische Sonntagszeitung, Nr. 12 vom 22. 3. 2009, S. 11.

15 Anselm, Reiner: zit. n.: »Wie sollen Ärzte mit dem Wunsch nach Sterbehilfe umgehen?« (22. 3. 2012)

16 Huber, Wolfgang: »Selbstbestimmt sterben – aber wie selbstbestimmt?«. FAZ vom 21. 9. 2015, S. 8

17 »Samaritanus bonus«: Dokument des Vatikan vom 22. 9. 2020: »Aktive Sterbehilfe und assistierter Suizid ethisch verboten«

18 Ganzini, Linda: Legalized Physician Assisted Death in Oregon – Eighteen Years Experience. In: Assistierter Suizid: Der Stand der Wissenschaft; Springer Verlag, Berlin/Heidelberg (2017)

19 ニーダーランド研究センター報告
https://www.uni-muenster.de/NiederlandeNet/nl-wissen/soziales/sterbehilfe/palliativversorgung.html

20 Merkel, Reinhard: Stellungnahme für die öffentliche Anhörung am 23. 9. 2015 im Ausschuss des Deutschen Bundestages für Recht und Verbraucherschutz, S. 3

21 Thöns, Matthias: Patient ohne Verfügung. Das Geschäft mit dem Lebensende. Piper Verlag, München (2016)

22 Simanowski, Roberto: Todesalgorithmus. Das Dilemma der künstlichen Intelligenz. Passagen Verlag, Wien (2020)

23 Lüderssen, Klaus: »Von der Pflicht zu töten«. FAZ vom 21. 3. 2006, S. 36

24 Hoven, Elisa: Für eine freie Entscheidung über den eigenen Tod. Zeitschrift für Internationale Strafrechtsdogmatik (2016), Heft 1, S. 3

25 zit. n. Pawlik, Michael: »Auf gar keinen Fall?«. FAZ vom 30. 3. 2005, S. 34

26 Hufen, Friedhelm: In dubio pro dignitate. NJW (2001), Heft 12, S. 855

27 Borasio, G. D. u. R. J. Jox u. J. Taupitz u. U. Wiesing: Selbstbestimmung im Sterben – Fürsorge zum Leben. Verlag W. Kohlhammer (2020), S. 82–83

28 FORSA-Umfrage im Auftrag der Deutschen Gesellschaft für Humanes Sterben (DGHS): Sterbehilfe und das Vertrauen zum Hausarzt (November 2003)

29 zit. n. Gavela, K.: Ärztlich assistierter Suizid und organisierte Sterbehilfe. Springer Verlag, Berlin/Heidelberg (2013), S. 239

30 Köbberling, J.: Charta zur ärzclichen Berufsethik. Zeitschrift f. ärzdiche Fortbildung und Qualitätssicherung (2003), Heft 97, S. 76–79

31 Aktuelle Zusammenfassung der Suizidhilfe-Zahlen in Oregon abrufbar unter: https://www.dhpv.de/files/public/stellungnahmen/2021_Dialogpapier-DHPV-EF-Anlage3.pdf

第15章

1 Deutsches Ärzteblatt 116 (2019), Heft 45, A 2053

2 Lexikon der Bioethik; Gütersloher Verl.-Haus, Bd. 1; S. 705

3 Faulstich, H., in: Frewer, A. u. Eickhoff C., »Euthanasie« und die aktuelle Sterbehilfe-Debatte. S. 217

補遺

補 遺

I ドイツ刑法より抜粋

第217条：業としての自死支援（訳者注：業は、商業ベースの意）

(1) 他人の自殺を助長する意図で、業としてその機会を与え、調達し、または手配した者は、3年以下の自由罪または罰金刑に処する。

(2) 参加者として、業としない者で、第1項以外の親族またはその近親者の処分は免除される。

筆者注：この刑法第217条は、2020年2月26日にドイツ連邦憲法裁判所によってドイツ基本法（憲法）と両立しないので無効であると宣言された。

第212条：殺人

(1) 人を殺害または殺した者は、殺人者として5年以上の自由刑に処する。

(2) 特に悪質な場合は終身刑に処する。

第216条：嘱託殺人

(1) 明白かつ重大な要求によって、殺害を命じられて殺人を犯した者は、6ヵ月以上5年以下の自由刑に処する。

(2) 未遂も処罰の対象である。

II 医師の職業規範より抜粋（2018年12月14日の状況）

ドイツ連邦医師会の雛形職業規範は、あくまでも医療専門職のための勧告であり、職業上の法律なので拘束力を持つとは言えない。州医師会の専門規範のみが、専門法上の拘束力を持つ規範である。

<u>第16条　死に逝く者への支援</u>（ドイツ連邦医師会職業規範）

「医師は、患者さんの尊厳と意思を尊重しながら、死に逝く人びとを支援しなければならない。患者さんの要求に応じて、患者さんを殺害してはならない。自死の手助けをしてはならない」。

この雛形職業規範第16条は、10の州の医師会がその医療職業規範に採用している。すなわち、以下の州では、自死幇助は職業法によって禁止されており制裁の対象となる。

ブランデンブルク、ブレーメン、ハンブルク、ヘッセン、メクレンブルク・フォアポンメルン、ニーダーザクセン、ノルトライン・ウェストファーレン、ザックセン、ザールラント、テューリンゲン。

この雛形職業規範第16条は、7つの州では採用されていない。つまりその担当地区では、自死幇助を決定的に禁止しておらず、医師は、その良心に従って自由に自死幇助を行うことができる。

ベルリン、ウェストファーレン・リッペ、バーデン–ビュルテンベルク、バイエルン、ラインラント・プファルツ、ザクセン–アンハルト、シュレースウィッヒ–ホルシュタイン。

III 麻薬取締法よりの抜粋

第3条：麻薬の売買許可

1．以下に該当する者は、連邦医薬品・医療機器庁の認可が必要で

ある。

（1）麻薬の栽培、製造、取引、輸入、輸出、調剤、販売、その他の方法で市場に出す者。

（2）免税調剤の製造を希望する者（第2条、1項 3.）。

2. 連邦医薬品・医療機器研究所は、科学的またはその他の公益目的のために、例外的に、付属書Ⅰに記載されている麻薬のライセンスを付与することができる（筆者強調）。

第5条：許可の取消し

1. 以下の場合、第3条による許可は取り下げられるものとする。

（1）隣接していない市町村に、さらに事業所がある場合、その事業所において、以下のことが保証されていない場合、これらの事業所には、麻薬取締法の規定及び監督官庁の命令を遵守する責任を負う者（責任者）が任命されており、申請者は、自ら責任者の代わりを務めることができる。

（2）指定された担当者が、必要な専門知識を有していないか、または、永続的にその担当者に課された義務を果たすことができない場合。

（3）責任者、申請者、その法定代理人、または、法人や法人格がない団体の場合で、法律、定款、パートナーシップ契約によって会社を代表または管理する権限を与えられた者の信頼性に疑念を生じさせる事実がある場合。

（4）麻薬の取引、または、例外的な調剤の製造に参加するための適切な部屋、施設および保護措置が利用できない場合。

（5）第1号から第4号以外の理由で、麻薬の取引、または、例

外的な調剤を製造するための安全性または統制が確保され
ない場合。

(6) 要請された薬物の流通、交通、および目的は、国民の必要
な医療を確保すること（筆者強調）だけでなく、麻薬の乱
用、または、外来製剤の不適切な製造並びに麻薬中毒の発
症、または、維持をできる限り排除するという本法の目的
に適合しないか、または、

(7) 提出された申請書類に対して異議がある場合で、定められ
た期間内に不備が是正されない場合（第8条2項）。

2. 免許は、国際麻薬条約、または、麻薬物質規制のための政府機
関の決定、命令、または、勧告の実施、または、欧州連合の機
関の法的行為に反する場合、または、欧州連合の機関の法的行
為によって要求される場合は、拒否される可能性がある。

追加文献

Antoine, Jörg: Aktive Sterbehilfe in der Grundrechtsordnung. Duncker & Humblot, Berlin (2004)

Borasio, Gian D. u. Ralf J. Jox u. Jochen Taupitz u. Urban Wiesing: Assistierter Suizid. Der Stand der Wissenschaft. Springer, Berlin Heidelberg (2017)

Bormann, Franz-Josef u. Gian D. Borasio: Sterben. Dimensionen eines anthropologischen Grundphänomens. Walter de Gruyter GmbH Co. KG, Berlin/Boston (2012)

Brandt, Hartwin: Am Ende des Lebens. Alter, Tod und Suizid in der Antike. Zetemata, Monographien zur klassischen Altertumswisenschaft. C. H. Beck, München (2010)

Dietrich, Jan: Der Tod von eigener Hand. Studien zum Suizid im Alten Testament, Alten Ägypten und Alten Orient. Mohr Siebeck, Tübingen (2017)

Dreier, Horst: Staat ohne Gott. Religion in der säkularen Moderne. C. H. Beck, München (2018)

Dworkin, Ronald: Die Grenzen des Lebens. Abtreibung, Euthanasie und persönliche Freiheit. Rowohlt, Reinbek (1994)

Ebeling, Hans: Der Tod in der Moderne. Neue Wissenschaftliche Bibliothek. Verlag Anton Hain Meisenheim GmbH (1979)

Fenner, Dagmar: Suizid – Krankheitssymptom oder Signatur der Freiheit?. Verlag Karl Alber GmbH, Freiburg/München (2008)

Freidson, Eliot: Der Ärztestand. Berufs- und wissenschaftssoziologische Durchleuchtung einer Profession. Ferdinand Enke, Stuttgart (1979)

Frewer, Andreas u. Clemens Eickhoff: »Euthanasie« und die aktuelle Sterbehilfedebatte. Campus, Frankfurt/New York (2000)

Gavela, Kallia: Ärztlich assistierter Suizid und organisierte Sterbehilfe. Springer, Heidelberg (2013)

Gehring, Petra: Theorien des Todes. Junius, Hamburg (2010)

Gordijn, Bert u. Henk ten Have (Hrsg.): Medizinethik und Kultur. Grenzen medizinischen Handelns in Deutschland und den Niederlanden. Froommannholzboog, Stuttgart-Bad Cannstatt (2000)

Hilt, Annette u. Isabella Jordan u. Andreas Frewer: Endlichkeit, Medizin und Unsterblichkeit. Franz Steiner Verlag, Stuttgart (2010)

Hoerster, Norbert: Sterbehilfe im säkularen Staat. Suhrkamp Taschenbuch Wissenschaft 1377, Frankfurt a. M. (1998)

Holderegger, Adrian (Hrsg.): Das medizinisch assistierte Sterben. Herder, Freiburg (2000)

Hume, David: »Über den Freitod« und »Über die Unsterblichkeit der Seele«. Reclams Universalbibliothek Nr. 19471, Stuttgart (2018)

Jox, Ralf J.: Sterben lassen. Über Entscheidungen am Lebensende. Edition Körber Stiftung, Hamburg (2011)

Koch, Claus: Ende der Natürlichkeit. Eine Streitschrift zur Bio-Technik und Bio-Moral. Carl Hanser, München/Wien (1994)

Macho, Thomas: Das Leben nehmen. Suizid in der Moderne. Suhrkamp, Berlin (2017)

Miller, William u. Stephen Rollnick: Motivierende Gesprächsführung. Lambertus, Freiburg i. Breisgau (2015)

Montaigne, de Michel: Essais. Eichborn Verlag, Frankfurt a. M. (1998)

Quill, Timothy: Das Sterben erleichtern, Plädoyer für einen würdevollen Tod. Droemer-Knaur, München (1994)

Ridder, de Michael: Wie wollen wir sterben? DVA, München (2010)（M・デ・リダー『わたしたちはどんな死に方をしたいのか？―高度先進医療時代における新たな死の文化の提言』島田宗洋／ヴォルフガング・R・アーデ訳、教文館、2016年）

Ridder, de Michael: Abschied vom Leben. Pantheon, München (2017)（M・デ・リダー『生命との別離―事前医療指示書から緩和医療に至る手引き』島田宗洋／ヴォルフガング・R・アーデ訳、教文館、2022年）

Schneiderman, Lawrence J.: Embracing our Mortality. Oxford University Press (2008)

Schneiderman, Lawrence J.: Medical Futility and the Evaluation of Life-sustaining Interventions. Cambridge University Press (1997)

Schöne-Seifert, Bettina: Beim Sterben helfen – dürfen wir das?. J. B. Metzler, Stuttgart (2020)

Wiesemann, Claudia u. Alfred Simon: Patientenautonomie. Mentis, Münster (2013)

Wils, Jean-Pierre: Ars Moriendi. Über das Sterben. Insel-Verlag, Frankfurt a. M. und Leipzig (2007)

Wolfslast, Gabriele u. Kurt W. Schmidt: Suizid und Suizidversuch. C. H. Beck, München (2005)

〈訳者紹介〉
志摩 洋（しま ひろし）
1939 年、兵庫県生まれ。1966 年、東京大学医学部卒。獨協医科大学特任教授、救世軍清瀬病院名誉院長。

人道的医療安楽死
最重症患者が、熟慮を重ねた上で人生の幕を閉じると
決めている場合に、わたしがその人を助ける理由
～賛成派ドイツ人医師の論考と実践～

2025年1月30日　第1刷発行

著　者　　ミハエル・デ・リダー
訳　者　　志摩　洋
発行人　　久保田貴幸

発行元　　　株式会社 幻冬舎メディアコンサルティング
　　　　　　〒151-0051　東京都渋谷区千駄ヶ谷4-9-7
　　　　　　電話　03-5411-6440（編集）

発売元　　　株式会社 幻冬舎
　　　　　　〒151-0051　東京都渋谷区千駄ヶ谷4-9-7
　　　　　　電話　03-5411-6222（営業）

印刷・製本　中央精版印刷株式会社
装　丁　　　弓田和則

検印廃止
©HIROSHI SHIMA, GENTOSHA MEDIA CONSULTING 2025
Printed in Japan
ISBN 978-4-344-69069-1 C0036
幻冬舎メディアコンサルティングＨＰ
https://www.gentosha-mc.com/

※落丁本、乱丁本は購入書店を明記のうえ、小社宛にお送りください。
送料小社負担にてお取替えいたします。
※本書の一部あるいは全部を、著作者の承諾を得ずに無断で複写・複製することは
禁じられています。
定価はカバーに表示してあります。